Yogavāsiṣṭha
Die Lehren des Weisen Vasistha

Yogavāsiṣṭha
Die Lehren des Weisen Vasiṣṭha

Nach der Version des Vasiṣṭha-Saṃgraha
aus dem Sanskrit übersetzt
von Peter Thomi

Ansata-Verlag
Paul A. Zemp
Rosenstraße 24
CH-3800 Interlaken
Schweiz
1988

Deutsche Erstveröffentlichung

Schutzumschlagbild: Robert Wicki
Satz: SatzCentrum Jung, Lahnau
Druck: May + Co., Darmstadt
ISBN 3-7157-0112-9

Inhalt

Vorwort

Das Yogavāsiṣṭha ist ein Werk des Vedānta, das jedoch von haṭhayogischem bis zu mahāyānistischem Gedankengut die verschiedensten Richtungen zu integrieren sucht. Daß das Werk heute meist unter diesem Titel geht, ist eher zufällig. Vor allem in Indien kennt man es auch – und das entspricht seinem Charakter besser – als Jñānavāsiṣṭha. Das einzig Sichere am Titel scheint Vāsiṣṭha zu sein, und vermutlich ist das auch die ursprüngliche Bezeichnung. Doch nicht genug: Die Tatsache, daß die innere Rahmenhandlung dem bekannten Rāmāyaṇa-Epos entnommen bzw. von ihm inspiriert ist – der Weise Vasiṣṭha unterweist den Prinzen Rāma –, führte zu einem weiteren Titel: Vāsiṣṭha-Rāmāyaṇa; und von hier war der Weg nicht mehr weit, im Yogavāsiṣṭha den ersten Teil eines supponierten hunderttausend Verse umfassenden Mahārāmāyaṇa zu erblicken, in Anlehnung an das andere große Epos, das Mahābhārata, dem man die gleiche Verszahl zuschreibt. Als Autor des Yogavāsiṣṭha gilt denn auch der Weise Vālmīki, der Ādi-Kavi, «erste Dichter», der mythische Verfasser des Rāmāyaṇa.

Die Entstehungszeit kann nur vage angegeben werden, nicht zuletzt darum, weil das Werk kaum von einem einzigen Autor stammt, sondern im Laufe der Zeit vielfach ergänzt und erweitert wurde. Seine ältesten Teile datieren vielleicht aus dem 5. Jhdt., die jüngsten aus dem 13. Jhdt. Der Entstehungsort ist vermutlich Kaschmir.

Wie bereits angetönt, besteht das Yogavāsiṣṭha hauptsächlich aus einem Gespräch zwischen Vasiṣṭha, dem Hofpriester König Daśarathas in Ayodhyā, der Hauptstadt von Kosala, und dem knapp sechszehnjährigen Kronprinzen Rāma. Rāma stellt die Fragen, Vasiṣṭha antwortet. Die Einführung des Jünglings in das Wesen der Welt und das absolute, kosmische Bewußtsein sowie in die praktischen Konsequenzen dieser Lehren bildet den wichtigsten Inhalt der Unterredung. Unmittelbarer Anlaß dazu ist das Bekenntnis des jungen Rāma, im Leben nur noch traurige Vergänglichkeit zu finden. Seine Depression geht soweit, daß er nichts mehr ißt, sich isoliert und sich weigert, irgendetwas zu tun. Im hinduistischen Kontext heißt das insbesondere, daß er seine von der Religion vorgeschriebenen standesmäßigen Pflichten zu vernachlässigen beginnt. Und man erinnert sich unwillkürlich an den anderen Prinzen, Arjuna, der sich ebenfalls, wenn auch mit einem anderen Motiv, nicht mehr in der Lage sieht, seine Pflicht als Krieger zu erfüllen, bis ihm Kṛṣṇa die Augen für die kosmischen Zusammenhänge öffnet.

Wenn wir uns das starre Weltbild vom Saṃsāra, von der ewigen Wiederkehr des Gleichen, die nicht etwa spiralförmig, sondern streng zyklisch verläuft – immer wieder geborenwerden, immer wieder von der Welt genarrt werden, immer wieder sterben müssen –, vor Augen halten, können auch wir die Verzweiflung Rāmas durchaus nachempfinden. Und auch die Lösung: Das Erwachen aus dem bösen Traum.

Yoga, die spezielle *Praxis,* und Jñāna, das *Erkennen,* sind die komplementären Wege, dieses Erwachen zu erreichen. Yoga kann aber auch Allgemeinbegriff sein und sowohl für das eine wie für das andere stehen. «Mit dem Wort Yoga bezeichnet man ein Mittel zur Überwindung des Saṃsāra», sagt Vasiṣṭha zu Rāma (vgl. S. 116). Und das Yogavāsiṣṭha will nicht nur über dieses Mittel handeln, es will auch selber «Mittel zur Befreiung» (*mokṣopāya;* übrigens noch eine Bezeichnung des Yogavāsiṣṭha!) sein. Allein dazu sollen die vielen Geschichten und Parabeln und alle die Wiederholungen dienen, die stets wieder das gleiche auf eine andere oder auch dieselbe Weisen sagen. Es ist im ganzen gesehen kein systematisches Werk; lesend und – wohl vor allem – hörend soll die Wahrheit regelrecht eingeübt werden.

Das Yogavāsiṣṭha liegt uns heute in zwei verschiedenen Fassungen vor: in einer längeren und einer kürzeren. Die längere umfaßt über 28 000 Doppelverse – in ihr selber ist die Zahl 32 000 angegeben, eine Zahl, die wohl symbolischen Charakter hat und nie erreicht wurde –, die kürzere Version enthält «nur» etwa 5000 Doppelverse; sie ist heute vor allem unter dem Namen Laghu-Yogavāsiṣṭha, das «Kleine Yogavāsiṣṭha», bekannt.

1982 publizierte der Verlag Samata Books, V. Sadanand, Madras, Text und Übersetzung einer Kurzfassung von ca. 1700 Doppelversen (*The Essence of Yogavaasistha,* 2. Aufl. 1985). Es handelt sich dabei um den bis anhin kaum bekannten *Vāsiṣṭha-Saṃgraha,* der 1973 vom südindischen Śriṅgeri-Kloster erstmals herausgegeben wurde (ed. Veṅkatarāma Śāstrī, Sri Vani Vilas Press, Srirangam, Tiruchirappalli). Leider gibt es keinerlei Angaben über das Alter des Vāsiṣṭha-Saṃgraha, und auch vom Kompilator erfahren wir nur, daß er ein Mönch jenes Klosters war und Jñānānanda Bhāratī heißt.

Diese Kurzfassung schien auch uns geeignet, das Yogavāsiṣṭha, das in Indien sehr beliebt und verbreitet ist, erstmals einem breiteren deutschsprachigen Publikum vorzustellen.

Zur Eigentümlichkeit des vorgefundenen Textes hier nur soviel: Beim Vergleichen mit den beiden obengenannten Versionen des Yogavāsiṣṭha ergab sich bald, daß der Saṃgraha aufgrund der kürzeren erstellt wurde; und zwar ging der Kompilator so vor, daß er die vielen lyrischen Passagen des Originals wegließ, die erzählenden Partien straffte und die ausgewählten didaktischen Stellen in der Regel wortwörtlich übernahm. Wie bereits gesagt, besteht das Yogavāsiṣṭha – in seinen beiden Fassungen – nicht aus einem Guß, es gibt da viele Einschübe und Zwischenfragen, die den Zusammenhang immer wieder unterbrechen. Der Kompilator beschränkt sich jedoch ganz aufs Kürzen, ohne irgendwie ordnend oder gar textkritisch-selektiv einzugreifen.

Auch wenn das Laghu-Yogavāsiṣṭha klar als Vorlage für den Saṃgraha feststeht, finden sich in diesem gleichwohl etliche Lesarten, die der längeren Version des Yogavāsiṣṭha entstammen. Ob diese Bearbeitung auf den ursprünglichen Kompilator zurückgeht, ist fraglich. Verständlich ist sie aber schon, wenn man bedenkt, daß die längere Fassung auch heute noch in der Regel als die authentische und die andere als eine Kürzung aufgefaßt wird. Die bisherige Arbeit am Yogavāsiṣṭha hat mich allerdings zu Ergebnissen geführt, die mit dieser Kürzungstheorie nicht vereinbar sind.

Unter dem Gesichtspunkt der Authentizität ist zum Text noch anzumerken, daß das letzte, 32. Kapitel des Saṃgraha nicht mehr zum gesicherten Bestand des Laghu-Yogavāsiṣṭha gehört. Es steht zum Teil auch inhaltlich in einem gewissen Gegensatz zu den sonst im Yogavāsiṣṭha vertretenen Lehren.

Zur Übersetzung: Der vorliegenden Verdeutschung des Vāsiṣṭha-Saṃgraha wurde eine revidierte Fassung zugrunde gelegt, die, wo immer möglich, der Diktion des Laghu-Yogavāsiṣṭha folgt. Obwohl die Versuchung groß war, für unser Verständnis unpassende Einschübe, die aus dem Original übernommen worden waren, wegzulassen, erlaubte ich mir bloß, diejenigen paar Verszeilen herauszunehmen, die aus der längeren Fassung des Yogavāsiṣṭha stammen. Was das Laghu-Yogavāsiṣṭha betrifft, standen mir als textliche Grundlagen die Edition der Nirṇaya-Sāgar Press sowie verschiedene Handschriften zur Verfügung. Besonders erwähnt sei hier das als Leithandschrift benutzte Oxforder Manuskript MS. Fraser 6; es datiert vermutlich aus dem 15. Jhdt. (A. B. Keith) und dürfte eine der ältesten Yogavāsiṣṭha-Quellen sein, die heute noch greifbar sind. Der Sanskrit-Text, auf dem die nachstehende Übersetzung beruht, erscheint als Begleitpublikation im Verlag des Instituts für Indologie Wichtrach (Schweiz).

Der Vāsiṣṭha-Saṃgraha ist – wie seine Vorlage in der Regel auch – im epischen Versmaß des Śloka abgefaßt. Es erfolgt hier also eine Umsetzung in Prosa, die dem Original fremd ist. Die textliche Gliederung sowie die Zwischentitel, mit denen versucht werden soll, den Text etwas übersichtlicher zu gestalten, stammen vom Übersetzer. (Die indischen Ausgaben des Saṃgraha enthalten ebenfalls Zwischentitel, doch erschienen mir diese nicht zweckmäßig.) Auf die Versnumerierung wurde verzichtet, und kleinere, konturierende textliche Ergänzungen nicht in Klammern gesetzt.

Man mag es vielleicht vermissen, daß die originalen Sanskritbegriffe nur spärlich mitgeteilt werden, doch hat der Sanskritkundige die Möglichkeit, diese in der erwähnten Begleitpublikation nachzuschlagen. Die wichtigsten Begriffe sind standardisiert wiedergegeben; hier eine kleine Liste mit den Sanskritäquivalenten:

absolutes Bewußtsein *cit* f.; Befreiung *mukti* f., *mokṣa* m.; Geistessammlung *samādhi* f.; Gemüt *cetas* n., *citta* n., *manas* n.; Ich *aham, ahaṃkāra* m., *ahaṃkṛti* f.; Imagination/Vergegenwärtigung *bhāvanā* f.; Körperlosbefreiter *videhamukta* m.; Kraft *śakti* f.; kritisches Unterscheidungsvermögen *viveka* m.; Lebendbefreiter *jīvanmukta* m.; Lebensüberdruß *vairāgya* n.; Meditation *dhyāna* n.; Neigung(en) *vāsanā* f.; Seele *jīva* m.; Selbst *ātman* m.; Vorstellung *saṃkalpa* m.

Weiteres geht aus den Anmerkungen hervor.

Eine Übersetzung wie die vorliegende ist immer ein kleines Wagnis. Sie beansprucht keine Endgültigkeit und möchte als ein Versuch aufgefaßt werden.

Es bleibt mir noch, dem Verleger Paul A. Zemp an dieser Stelle meinen herzlichen Dank auszusprechen. Ohne seine entschlossene Initiative wäre diese Ausgabe des Vāsiṣṭha-Saṃgraha nicht zustande gekommen.

P. Th.

Zur Aussprache der Sanskrit-Wörter:

Es werden kurze und lange Vokale unterschieden. Die langen sind – mit Ausnahme der stets langen e und o – mit einem horizontalen Strich gekennzeichnet. ṛ ist wie ri zu sprechen. Konsonanten: ṅ wie ng; c und j wie tsch und dsch; jña wie dnja oder dschna; ṭ etc.: die Zungenspitze wird leicht zurückgebogen; y und v wie j und w; ś und ṣ wie sch; s wie ß; ṃ wie m (eigentlich ein Nasal, der sich an den folgenden Konsonanten anlehnt). Sonst werden die Konsonanten wie die entsprechenden Laute der romanischen Sprachen ausgesprochen. h ist auch nach Konsonanten deutlich hörbar.

Welches in Himmel, Erdenwelt und Luftraum[1],
in meinem Außen und Innen alles durchdringend,
als das Wesen der Erscheinungen sich offenbart,
Verehrung sei Ihm, dem Selbst aller Dinge!

Wem klar geworden, daß er gebunden ist und daß er befreit sein möchte, wer also nicht mehr ganz unwissend, aber auch noch nicht wissend, der bringt zu diesem Buch die notwendigen Voraussetzungen mit.

I
Rāmas Verzweiflung

Seinen Lehrer Vālmīki, den allsehenden, der sich an einem Ort in der Einöde aufhielt, fragte, nachdem er sich verneigt hatte, Bharadvāja mit sanfter Stimme:

«O Erhabener, ich möchte wissen, wie Rāma diese schwierige Lage des Saṃsāra bewältigt hat. Sage es mir, aus Mitleid, o Lehrer!»

Vālmīki sprach:

«Man nennt zwei Arten von Neigungen: eine reine und eine unreine. Die unreine führt zu Geborenwerden, die reine läßt das Geborenwerden aufhören.

Diejenigen, deren Neigungen rein sind, die nicht mehr dem unheilvollen Geborenwerden anheimfallen, bezeichnet man als Lebendbefreite [zu Lebzeiten Befreite]; sie sind von großem Verstande und haben erkannt, was zu erkennen ist.

Wie nun der große Rāma die Stufe eines Lebendbefreiten erreichte, höre, ich will es dir erzählen, damit Alter und Tod ein Ende haben.

Als Rāma die Schule[2] verlassen hatte und glücklich in seines Vaters Haus lebte, überkam ihn das Verlangen, die vielen Wallfahrtsorte und Einsiedeleien zu besuchen. Da sagte er dem Vater Lebewohl und brach zu einer Wallfahrt auf. Er besuchte die heiligen Flüsse, Stätten, Haine und Tempel, kehrte zurück und lebte glücklich zu Hause.

Dann, er war noch nicht sechzehn Jahre alt, begann Rāma von Tag zu Tag abzunehmen, wie ein klarer See im Herbst. In grüblerische Gedanken versunken, schwieg er und mied jegliche Beschäftigung.

Genau zu der Zeit kam nun der Weise Viśvāmitra. König Daśaratha [Rāmas Vater] entbot ihm das Gastwasser und sprach dann, mit zusammengelegten Händen sich verneigend, zu Viśvāmitra:

«Heilig bist du mir, Brahmane, der du gekommen, ein Mann von höchster Tugend! Was ist dein vorzüglichster Wunsch? Was kann ich für dich tun? Wisse, was immer es auch sei, es ist dir gewährt! Denn bei mir stehst du in höchsten Ehren!»

Viśvāmitra hörte des Königs Worte und sprach:

«Ich befolge eine rituelle Regel[3]. Um sie erfolgreich zu vollenden, bitte ich dich, mir deinen ältesten Sohn, den großen Rāma, zu geben. Er ist wahrhaft mächtig und in der Lage, den Dämonen, die mein Werk behindern, Einhalt zu gebieten.»

Der König vernahm es voller Bestürzung, doch Vasiṣṭha [sein Guru und Priester] sprach zu ihm: «Wenn du dein Wort nicht hältst, wer wird es dann noch halten?»

Während Vasiṣṭha dies sagte, hörte Viśvāmitra von Rāmas Dienerschaft, daß der lotusäugige seit seiner Rückkehr von der Wallfahrt traurig sei, alles eine Illusion nenne, schweige und sich absondere. Darauf sagte Viśvāmitra:

«Wenn dies so ist, dann holt ihn schnell her, den außergewöhnlich Klugen! Diese Verwirrung des Rāma stammt weder von einem Unglück noch von einer Krankheit, sie ist im Gegenteil eine sehr segensreiche Einsicht, ein Resultat von Viveka [kritischem Unterscheidungsvermögen] und Vairāgya [Lebensüberdruß, heftig empfundener Abneigung gegenüber allem, was mit der Welt zu tun hat]. Sobald diese Verwirrung mit dem richtigen Mittel behoben ist, wird er gewiß Ruhe finden.»

Unterdessen war Rāma herbeigekommen, um den Füßen des Vaters zu huldigen. Er verneigte sich vor dem Vater und den beiden Weisen [Vasiṣṭha und Viśvāmitra] und ließ sich auf einem Sitz nieder, den Diener auf dem Boden ausgebreitet hatten. Der König und die Weisen fragten ihn nach dem Grund seiner Verwirrung, und Rāma antwortete genau und sehr ausführlich mit folgenden Worten.

Rāma sprach[4]:

«Auch wenn ich töricht bin, ich will mich gleichwohl äußern. Ich mache mir folgende Gedanken:

Man wird geboren, um zu sterben, und stirbt, um wieder geboren zu werden. Ohne Bestand ist all dies Tun und Treiben samt der ganzen Welt! Was soll ich mit einem Königtum? Was soll ich mit schönen Dingen? Was bin ich eigentlich? Wozu hat sich all das hier eingestellt?

Wenn ich solche Betrachtungen anstelle, überkommt mich vor

sämtlichen Dingen, o Brahmane, ein Gefühl von Unbehagen, wie es ein Wanderer angesichts einer Wüste empfinden muß.

Wie nimmt dieses Unglück ein Ende? Das ist das Problem, das mich quält. Reichtum, o Weiser, schafft bloß Verblendung, auch er bietet gewiß keine Rettung!

Ein Reicher, den niemand tadelt, ein Held auch, der kein Prahlen kennt, und ein Fürst, der für alle und alles ein gleiches Auge hat [der wirklich Gerechtigkeit übt], sind drei Männer, die man selten findet.

Das *Leben* ist zerbrechlich wie ein Wassertropfen, der am äußersten Ende eines Zweigleins hängt. Besser noch, wie ein Dummkopf den Wind einschließen, den Luftraum zerstückeln und Wellen festbinden, als sich an das Leben klammern!

Auch Bäume leben, Tiere und Vögel leben. Es lebt, wessen Gemüt nicht mit Denken lebt![5]

Von all den Geschöpfen, die es in der Welt gibt, haben nur die ein gutes Leben, die hier nicht wieder geboren werden. Die übrigen sind alte Esel[6]!

Eine Bürde sind dem Vivekalosen [dem es an Unterscheidung gebricht] die Schriften, eine Bürde ist denen, die Wünsche haben, das Erkennen, eine Bürde ist dem, der nicht zur Ruhe gekommen ist, das Gemüt, eine Bürde ist dem, der das Selbst nicht kennt, der Körper!

Aus dem *Ich* kommt Ungemach, aus dem Ich kommen üble Sorgen, aus dem Ich kommt Begehren, kein Feind ist schlimmer als das Ich!

Hin und her eilt das *Gemüt,* zerstreut und völlig planlos, immer weiter und weiter, wie ein Jagdhund auf dem Dorfe. Es kommt zu nichts, an keinem Ort; und fallen ihm auch Reichtümer zu, es wird in sich sowenig voll, wie ein Körbchen vom Wasser. Das Gemüt im Zaume zu halten, ist für den übergeordneten Intellekt, o Sādhu [Guter, Heiliger], schwieriger, als ein Meer auszutrinken, den Götterberg zu entwurzeln oder Feuer zu verspeisen!

Von allen Übeln des Saṃsāra ist es der Durst[7], der das längste Unglück verleiht. Keine Schwertklinge, kein Blitzstrahl, kein Funkenregen glühenden Eisens ist so verheerend, o Brahmane, wie dieser Durst, der im Innern weilt. Mag einer sein wie ein Götterberg, ein Kluger, ein standhafter Held: zu einem Strohhalm macht dieser Durst im Nu den Besten der Männer!

Der *Körper,* auch sein Erscheinen im Saṃsāra bringt bloß Unglück. Nichts ist so jämmerlich, niedrig und ohne alle Vorzüge wie der Körper.

Was soll man mit Reichtum, mit einem Königtum, mit einem Körper und mit Wünschen? Nach wenigen Tagen schon schneidet die Zeit[8] alles weg!

Was soll, o Weiser, sprich, an diesem Körper, der innen und außen aus Blut und Fleisch und dessen typisches Merkmal einzig das Verderben ist, ergötzlich sein?

Unvermögen, Ungemach, Durst, Stummsein, im Geist Verwirrtsein, Gierigsein, Unruhigsein, Elendsein, all das ist in der *Kindheit* enthalten. Das Kind tummelt sich im Unreinen wie ein Hund. Angst herrscht im Kindesalter: vor Lehrer, Mutter und Vater, vor den Leuten und den älteren Kindern. Das Kindesalter ist ein Haus der Angst.

Und sei er noch so weit, hell und rein, im *Jugendalter* wird der Geist trübe, wie ein Fluß zur Regenzeit. Wenn immer das Jugendalter zu seiner höchsten Entfaltung kommt, regen sich die fiebrigen[9] Wünsche, um es bloß zugrunde zu richten. Verehrungswürdig, wahrhaft groß, wirkliche Männer sind nur solche, die dem Elend der Jugendzeit glücklich entronnen sind, o Heiliger!

[Und dann:] Eine Fleischpuppe mit beweglichem Gliedergerüst aus Sehnen, Knochen und Gelenken – was ist an einer *Frau* schon ersprießlich? Wenn du ihr liebliches Auge anschaust und es in Haut, Fleisch, Blut und Tränenwasser sonderst, was wird dich dann noch sinnlos verwirren? Wer eine Frau hat, hat Lust auf Genuß; hat er keine Frau, wo gibt es den Genuß noch? Läßt man die Frau, läßt man die Welt, läßt man die Welt, so wird man glücklich!

Kaum ist die Kindheit zu Ende, saugt die Jugend sie machtvoll ein. Und nachher das *Alter* die Jugend. Schau, wie erbarmungslos sie beide sind! Zum häßlichen, alten, elenden Greis, dem aller Vorzüge und Kräfte beraubten, kommt lockend die Begierde; doch kann er nicht mehr genießen. So brennt denn das Herz im Alter, weil die Kraft zu nichts mehr taugt.

Denjenigen, die glauben, im Saṃsāra wenigstens bisweilen glücklich zu sein, nagt, wie eine Maus die Schnur, die *Zeit* auch diese Vorstellung restlos durch. Selbst für die Großen gilt, daß kein Gott sie auch nur einen Augenblick zu bewahren vermag. Die Zeit hat das ganze All verschluckt und ist zur Allseele geworden.

Wenn dies alles auf die Zeit usw. wirklich zutrifft, o großer Weiser, wie sollten sich dann meinesgleichen mit dem, was man Saṃsāra nennt, hier noch abgeben wollen?

Es ist, als wäre das Gemüt in mir von Sinnen. Die Lebensfreude ist geflohen. Mut verkehrt sich in Mutlosigkeit.

Selbst der Beständige [der Polarstern] hat keine beständige Existenz. Selbst die Unsterblichen müssen sterben. Was bleibt Leuten wie mir noch zu wünschen? – Selbst die Berge zerfallen. Was bleibt Leuten wie mir noch zu wünschen? – Selbst die Meere trocknen aus, die Sterne vergehen und die Vollendeten gehen zugrunde. Was bleibt Leuten wie mir noch zu wünschen? – Selbst Brahmā ist endlich, selbst Viṣṇu, der ungeborene, wird dahingerafft, selbst Śiva muß einmal vergehen. Was bleibt Leuten wie mir noch zu wünschen? – Brahmā, Viṣṇu und Rudra und alle Geschlechter der Erde eilen bloß der Vernichtung zu, wie die Wasser dem Meere.

Unglück kommt einen Augenblick, Glück kommt einen Augenblick, das Leben und auch der Tod. O Weiser, was kommt nicht bloß für einen Augenblick?

Im Feuersturm dieser meiner Erkenntnisse[10] ist das Gemüt im Nu verbrannt, und nach schönen Dingen verlangt es mich darum sowenig mehr wie nach Seen einer Fata Morgana. Ich tadle nicht den Tod, ich tadle nicht das Leben. Ich bin nur so, wie ich bin, frei von allem Fieber.

Wie du es weißt[11], o Erhabener, so mögest du, damit die Verwirrung sich lege, mir sagen, was es den Heiligen denn ermöglichte, vom Unglück frei zu werden. Sollte es aber, o Brahmane, ein Mittel hierzu nicht geben oder niemand es mir offenbaren, obgleich es klar vorhanden ist, könnte ich, nur auf mich gestellt, niemals diese allerhöchste Ruhe finden.

So habe ich denn alle Zweifel aufgegeben und bin ichlos geworden. Ich wünsche nichts mehr, es sei denn, den Körper aufzugeben, o Weiser. Ich bin ganz still, wie auf ein Bild gemalt.»

So lautet im Vāsiṣṭha-Saṃgraha das erste Kapitel, *Die Verzweiflung des Rāma*.

II
Der Anfang der Unterweisung

Vālmīki sprach:

«Nach dieser Rede hielt Rāma inne, und Viśvāmitra ergriff das Wort.

Viśvāmitra sprach:

«Rāma, du brauchst nichts anderes zu wissen, o Bester der Wissenden! Mit eigener feiner Urteilskraft hast du alles erkannt. Wie des Sohnes des erhabenen Vyāsa, des Śuka, ist dein Verstand: Obgleich er erkannt hatte, was zu erkennen ist, vermißte er inwendig einzig noch die Ruhe.

[Die Geschichte von Śuka]

Śuka, Vyāsas Sohn, dachte einst über den Lauf der Welt nach, und obwohl er ganz von selbst, mit kritischem Unterscheidungsvermögen *[viveka]*, die höchste Wahrheit erkannt hatte, hegte er in sich noch Zweifel, sie wirklich gefunden zu haben. Und weil sein Gemüt so ruhlos war, fragte er den Vater alsdann:

«Wie ist dieses Saṃsāra-Spektakel entstanden, o Weiser? Wie hört es wieder auf? Was ist es? Wem erscheint es und wann existiert es?»

Vyāsa, ein Wissender, legte alles offen dar. Jener aber sah, daß er das bereits wußte, und gab nicht viel darauf. Der Vater erriet, wie er dachte, und fügte hinzu: «Ich weiß nicht genau. Janaka kennt die Wahrheit. Von ihm sollst du sie vollständig erhalten!»

Und Śuka begab sich in Janakas Stadt.

Der König [Janaka], der erfahren hatte, daß Śuka am Tor stand, gab sich, weil er ihn prüfen wollte, ganz gleichgültig und ließ nichts von sich vernehmen. Nach sieben Tagen ließ ihn Janaka in den Hof, und als Śuka auch dort sieben Tage verbracht hatte, endlich in den Palast eintreten. Hier wurde er von betörenden Frauen mit Speisen und vielen schönen Dingen verwöhnt, ebenfalls sieben Tage lang. Er blieb völlig unbeeindruckt[12] und bei klarem Verstand.

Da er [Janaka] ihn nun genug kannte, ließ er ihn herbeibringen und verneigte sich.

«Sei willkommen, o Edler, der du am Ziel aller Wünsche bist! Was ist dein Anliegen?» So sagte er zu Śuka, und dieser sprach zum König:

«Wie ist dieses Saṃsāra-Spektakel entstanden, o Lehrer? Wie hört es wieder auf? Zögere nicht, mir eine genaue Antwort zu geben!»

Nun sagte Janaka genau das, was schon der Vater dargelegt hatte. Śuka hörte es und entgegnete:

«Das ist mir früher schon klar geworden, ganz von selbst, als ich nachdachte. Auch der Vater hat mir das schon gesagt. Und auch du äußerst nur das, was aus den Schriften zu vernehmen ist. Sage von dir, o Herr, wie kommt das Gemüt zur Ruhe?»

Janaka sprach:

«Hier gibt es nur eine einzige Geistseele, die aus ununterbrochenem absolutem Bewußtsein besteht, nichts anderes. Infolge ihrer eigenen Vorstellung ist sie gebunden; legt sie die Vorstellung ab, wird sie befreit.

Nun ist alles gefunden, was zu finden war. Du bist befreit. Lege die Verwirrung ab!»

So zeigte ihm der König den Weg, und Śuka fand Ruhe.

Frei von allem Kummer, kam er im Nirvikalpa-Samādhi [in unterschiedsloser Geistessammlung] zur Ruhe. Auch für dich ist gewiß nur noch das Wegwischen der Trübungen erforderlich! Wenn die Neigungen sich verflüchtigt haben, o Rāma, so nennen das die Weisen Befreiung. Wenn auf Objekte gerichtete Neigungen sich festgesetzt haben, nennen sie es Gebundensein.»

Nachdem Viśvāmitra so gesprochen hatte, wandte er sich an Vasiṣṭha:

«Damit das Gemüt unseres großen Rāma zur Ruhe komme, sollst du, o Weiser, mächtiger Lehrer der ganzen Raghu-Dynastie, das richtige Mittel lehren!»

Hierauf sagte der Weise, er erinnere sich, was Brahmā zur Aufhebung der Saṃsāra-Illusion gelehrt habe, und begann zu sprechen:

Vasiṣṭha sprach:

«Hier im Saṃsāra, o Rāma, kann mit richtig eingesetztem Willen jeder jederzeit alles erreichen. Man sagt, daß es zwei Arten von Willen gibt: einen gesetzeswidrigen und einen gesetzeskonformen[13]. Hierbei führt der gesetzeswidrige zu Unheil, der gesetzeskonforme zu höchstem Heil.»

Rāma sprach:

«Ich bin hilflos, o Weiser, da ich im Banne der früheren Neigungen [der karmischen Folgen] stehe. Was soll ich tun?»

Vasiṣṭha sprach:

«Du hast zwei Arten von Neigungen: gute und ungute. Wenn du dich von den reinen unter ihnen leiten läßt, wirst du gerade dank diesen guten nach und nach das ewige Sein erlangen. Sollte ein Affekt jedoch ungut sein, mußt du alles daran setzen, ihn zu besiegen. Auf gutem und ungutem Wege fließt der Strom der Neigungen. Mit Willenskraft ist er auf den guten Pfad zu lenken. Was sich auf die unguten Wege begeben hat, sollst du auf die guten hinführen. Sollten sie auch nur ganz schwach ausgeprägt sein, man halte sich ausschließlich an die guten Neigungen. Sobald aber die Trübungen ausgereift [abgefallen, verschwunden] sind und die Wahrheit erkannt ist, soll man bedenkenlos auch die guten Neigungen fallen lassen.

[Vasiṣṭha über seine Sendung]

Ein Raum absoluten Bewußtseins ist das unvergängliche Selbst. Daraus wurde Viṣṇu geboren. Und aus dem Lotus seiner Mitte ging Brahmā hervor. Als dieser die ganze Welt erschaffen hatte, voller verschiedenartiger Verhängnisse, überkam den Gott Mitleid, wie einen Vater wegen des Unglücks seiner Söhne.

‹Askese, Spenden, Hersagen heiliger Worte und Wallfahrtsorte können das Unglück nicht vollständig zum Verschwinden bringen. Darum will ich sogleich das erlösende Erkennen offenbaren.› So dachte er, ließ mich aus seinem Geist hervorgehen und sprach:

«Du sollst auf den Bhāratakontinent gehen, weil ich mich den Menschen gnädig erweisen möchte. Dort hast du die weisen Männer[14], die sich mit dem Opferteil[15] des Veda befassen, zu unterrichten, und zwar nur nach den Lehren des Opferteiles, wo es ausschließlich um Riten geht. Diejenigen aber, die der Welt gegenüber Abstand genommen haben und von großer Einsicht sind, sollst du im wonneverleihenden Erkennen[16] unterweisen!»

Ich bin also auf der Erde, weil ich von ihm [Gott Brahmā] diesen Auftrag erhielt.

Man sagt, vier Torhüter bewachten das Tor der Befreiung: Ruhe, prüfende Betrachtung, Zufriedenheit und, als vierter, Zusammentreffen mit Guten[17]. Man muß ihnen seine volle Aufmerksamkeit schenken, sei es allen vieren, zweien oder auch dreien. Oder man läßt alles fahren und widmet sich mit ganzem Fleiß einem einzigen. Wenn ein einziger gefügig wird, werden es alle vier. Durch Hingabe an einen einzigen von ihnen, wird man am Tor der Befreiung Einlaß finden.

Leiden, Durst, Nöte, die kaum zu ertragen sind, all das verschwindet in einem Gemüt, das ruhig ist, wie Finsternis im Sonnenlicht. Man koste vom Lebenselixier, lasse sich von Lakṣmī umarmen – nichts verhilft so sehr zum Glück wie die Ruhe im Innern. Asketen, Gelehrte, Priester und Könige, Mächtige und Tugendreiche – wer die Ruhe besitzt, überragt sie alle.

Wenn von prüfender Betrachtung der Verstand scharf geworden ist, erblickt er das höchste Sein. Prüfende Betrachtung ist die große Medizin gegen die langwährende Krankheit des Saṃsāra. Wer bin ich, und wem erscheint der Saṃsāra? Das sind die als Gegenmittel wirkenden Fragen, welche das mit Verstand versehene Selbst sich unentwegt stellen soll. Wer bin ich? Wie kommt es zu diesem Übel, Saṃsāra genannt? Auf solche Art und Weise zu reflektieren, bezeichnet man als prüfende Betrachtung.

Der Zufriedene kommt zu höchster, als Glück empfundener Ruhe. Wer ruhig ist, da er vom Nektar der Zufriedenheit trinkt, ist gesättigt. Wer unerfüllte Wünsche fahren läßt, bei erfüllten gleich bleibt [sich in keiner Weise verändert] und weder je verdrossen ist noch frohlockt, der wird hier ein Zufriedener genannt. Wer nach Unerreichtem nicht verlangt, Erreichtes, wie es kommt, genießt und von mondgleichem[18] Benehmen ist, der wird ein Zufriedener genannt.

Hier [in der Welt] jederzeit hilfreich ist das gute Zusammentreffen mit Guten. Ungemach erscheint wie Wohlergehen beim Zusammentreffen mit weisen Leuten. Wer im kühlen, weißen Gangeswasser des Zusammentreffens mit Guten gebadet hat, was bedeuten dem noch Spenden, Wallfahrtsorte, asketische Übungen und Opferfeste? Um sich den Wissenden, die den Knoten[19] gelöst haben, den von allen verehrten Guten, zuzuwenden, ist kein Aufwand zuviel. Denn sie sind das geeignete Mittel im Ozean des Daseins.

Das sind die vier makellosen Mittel, das Dasein in seiner Macht zu brechen. Wer sie übt, überwindet den Ozean des Daseins und sein Wasser der Verblendung.»

So lautet im Vāsiṣṭha-Saṃgraha das zweite Kapitel, *Der Anfang der Unterweisung.*

III
Über die Weltentstehung

Vasiṣṭha sprach:

«Die ganze Welt, die man hier wahrnimmt, mit allem, was da steht und geht, wird – wie im Tiefschlaf der Traum – am Ende eines Kalpa [Äons] zunichte. Dann herrscht eine stille Tiefe, weder Licht noch Finsternis breiten sich aus. Übrig bleibt ein nicht beschreibbares, namenloses, erscheinungsloses Seiendes. Ewige Ordnung *[ṛta]*, Selbst *[ātman]*, Höchstes *[para]*, Brahman, wahre Wirklichkeit *[satya]*, solche und andere Namen erfanden zur allgemeinen Verständigung die Weisen für dieses große Selbst.

Das nur so existierende Selbst manifestiert sich spontan als scheinbar unwissend, wird gleichsam zu einer Seele und durch Denken zu etwas Trägem [Grobstofflichem]. Als Gemüt [denkende und fühlende Instanz] wird es zum individuellen Selbst, wie eine Welle aus dem Ozean. Von ihm nun wird dieses phantastische Blendwerk hier, das die Welt ausmacht, ausgebreitet. Wie ein goldenes Armband als Gegenstand sich nicht vom Gold trennen läßt und das Gold nicht vom Armband, so verhält sich auch analog die Welt als Gegenstand zum Höchsten. Nichtwissen *[avidyā]*, Saṃsāra, Gebundensein *[bandha]*, Trugbild *[māyā]*, Verwirrung *[moha]*, Trübung *[mala]*, Finsternis *[tamas]*, das sind die Namen, die von den Allwissenden für dieses Blendwerk geschaffen wurden.

Höre, ich will dir zunächst nun die Natur des Gebundenseins erklären, dann wirst du auch das Wesen der Befreiung *[mokṣa]* verstehen, o du von mondgleichem Antlitz!

Wenn der Wahrnehmende mit Wahrnehmbarkeit verbunden wird, so bezeichnet man das als Gebundensein. Der Wahrnehmende wird durch das Wahrnehmbare gebunden. Vergeht das Wahrnehmbare, wird er befreit. Das in Welt, Du, Ich usw. bestehende Wesen der Schöpfung nennt man das Wahrnehmbare. Solange dieses vorhanden ist, gibt es keine Befreiung. Wie der Keimling, der in einem Samen enthalten ist, je nach Ort und Zeit einen erstaunlichen Körper entwickelt, so tut dies auch die Vorstellung, daß da Wahrnehmbares sei.

Alle Geschöpfe, die ihr Wesen einer Ursache verdanken, haben zwei Körper. Der Ungeborene jedoch, Brahmā, der Selbstexistente[20], besitzt, weil er keinerlei Ursache kennt, nur den einen unstofflichen Körper, keinen anderen, aus den Elementen gebildeten. Wer [wie Brahmā] nur aus leerem Raum entstanden ist, der ist nur makelloser leerer Raum. Ihm sind überhaupt keine Ursachen[21] zueigen. Brahmā ist ein Wesen der Vorstellung [oder Imagination] und entbehrt jeglichen Erdelementes usw. Allein mit seinem Gemüt breitet Brahmā, der Selbstexistente, alles aus. Darum besteht alles, was irgend wahrgenommen wird, aus Gemüt *[manas]*. Diese ganze Manifestation von Objekten nennt man Gemüt *[manas]*. Bei ihm *[Brahmā]* besitzt das Gemüt kein eigenes Wesen, es unterscheidet sich nicht von der Vorstellung [es ist mit seinen Imaginationen identisch]. Nichtwissen *[avidyā]*, Saṃsāra, Citta und Manas [beides «Gemüt»], Gebundensein *[bandha]*, Trübung *[mala]* und Finsternis *[tamas]*, so heißt, o Rāma, die Menge der Vorstellungen. Hat sich die Menge der Vorstellungen verflüchtigt, bleibt das wahre Wesen übrig. Wenn der große Untergang eingetreten ist und jegliches Wahrnehmbare, die Weltschöpfung usw., sich aufgelöst hat, bleibt einzig das Ruhige übrig. Es bleibt das nicht untergegangene, leuchtende höchste Selbst, der große Herr[22].

Vor welchem die Worte weichen, welches von Befreiten erkannt wird, dessen Bezeichnung als Selbst usw. erfunden ist und nicht seiner Natur entstammt, das unendlich weite, worin die Wellen der drei Welten[23], aus Offenbarwerden und Verschwinden bestehend, aufscheinen wie Luftspiegelungen in der Wüste: *es trennt sich des Herzens Knoten, alle Zweifel werden zunichte, all sein Tun löst sich auf, ist dieses Allumfassende geschaut.*[24]

Denjenigen Menschen, deren ganzes Interesse einzig dem Erkennen gilt, wird aus der Suche nach dem Erkennen des Selbst zuteil, daß sie zu Lebzeiten Befreite werden, was schließlich zur körperlosen Befreiung führt.

Wem, obgleich er im Leben steht, all das hier, wie es sich darbietet, als Vergangenes oder Gegenwärtiges, leerer Raum ist, den nennt man einen Lebendbefreiten. Wessen Antlitz sich bei Glück und Unglück weder erhellt noch verfinstert, weil er es stets nimmt, wie es kommt, den nennt man einen Lebendbefreiten. Wer wach ist, wenn er sich in tiefem Schlaf befindet, für wen es keinen Wachzustand gibt, wer ein Gewahrwerden frei von Neigungen besitzt, den nennt man einen Lebendbefreiten. Wer, obgleich er nach außen Regungen von Liebe, Haß, Furcht usw. erkennen läßt, im Innern ganz klar ist wie leerer Raum, den nennt man einen Lebendbefreiten. *Wessen Denken nicht mehr vom Ich bestimmt wird, an wessen Geist nichts mehr haften bleibt*[25], ob er nun handle oder nicht, den nennt man einen Lebendbefreiten. *Vor wem niemand zurückschreckt und wer auch selbst vor niemand zurückschreckt, frei von Verlangen, Ärger und Furcht*[26], den nennt man einen Lebendbefreiten. Wer von der Fiktion [irrigen Wahrnehmung] eines Saṃsāra erlöst ist, wer teilbar und dennoch ohne Teile ist, denkend und dennoch gedankenfrei, den nennt man einen Lebendbefreiten. Wer mit allen möglichen Reichtümern lebt und dennoch kühl bleibt, in sich erfüllt[27], als gehörten sie einem anderen, den nennt man einen Lebendbefreiten.

Verläßt er die Seinsweise eines Lebendbefreiten, da die Zeit[28] nun seinen Körper in Empfang genommen hat, begibt er sich in den Zustand eines Körperlosbefreiten, wie auch der Wind in einen Zustand ohne Bewegung eintreten kann. Ein Körperlosbefreiter geht nicht auf und geht nicht unter und erlischt nicht. Es ist unmöglich, ihn zu beschreiben, sein Wesen ist erfüllter als erfüllt.

Vom höchsten Brahman, das als Ursache aller Ursachen übrig bleibt, wenn es zum großen Untergang kommt, davon wird im folgenden gesprochen. Höre!

Es ist nichts als objektloses absolutes Bewußtsein, unendlich, alterslos, glückselig, makellos und, weil es keinen Anfang hat, ohne Anfang, Mitte und Ende. Mit Hilfe seines Aufmerkens erkennst du genau das, o Guter, was unter Wahrnehmendem, Wahrnehmen und Wahrnehmbarem das Wahrnehmen ist.

Ein Wahrnehmen ohne Anfang und Ende, daß Wahrnehmen Licht ist und Wahrnehmbares Finsternis, das ist das Wesen des höchsten Selbst. Worin das Sein [Zusammenspiel] von Wahrnehmbarem, Wahrnehmen und Wahrnehmendem, der Körper hier mit diesen drei Naturen, entsteht und untergeht, das unwandelbare, lautere Seiende, das stets offenbar ist [nie vergeht], das ist das Wesen des höchsten Selbst.»

So lautet im Vāsiṣṭha-Saṃgraha das dritte Kapitel, *Über die Weltentstehung*.

IV
Līlā oder die Geschichte vom Maṇḍapa

Vasiṣṭha sprach:

«Höre dazu nun die Geschichte vom Maṇḍapa, eine Geschichte, die das Gemüt zur Ruhe kommen läßt.

Es war einmal ein edler König namens Padma, dessen Ruhm weithin strahlte. Der hatte ein sehr schönes Weib, das hieß Līlā. Eines Tages dachte Līlā: ‹Der Gatte ist mir teurer als das Leben. Er ist noch jung, der edle. Wie wäre es wohl anzustellen, daß er weder altern noch sterben müßte?›

«Mit Askese, Japa [Rezitation von Mantras] und Einhalten besonderer Regeln, o Herrin, kann man die wunderbarsten Dinge erreichen, doch die Fähigkeit, unsterblich zu sein, wird niemals erlangt!» So hörte sie aus dem Munde der Brahmanen, und wiederum überlegte sie:

‹Sollte es mein Schicksal sein, daß ich *vor* dem Gatten sterbe, so bliebe ich von allem Unglück verschont und würde mich glücklich schätzen. Für den Fall aber, daß er früher stirbt, will ich an die Göttin Sarasvatī gelangen, daß seine Seele das Haus nicht verläßt.›

Nachdem sie diesen Entschluß gefaßt hatte, übte die schöne Frau, ohne dem Gebieter etwas zu sagen, strenge Askese, genau nach Vorschrift, indem sie sich bestimmte Regeln auferlegte. Die Göttin war zufrieden und sagte: «Du sollst erhalten, was du als Lohn begehrst!»

Da pries Līlā die Göttin und bat um zwei Dinge:

«Die Seele des verstorbenen Gatten soll nicht aus seinem Maṇḍapa entweichen, und, wenn immer ich dich darum bitte, sollst du vor mir erscheinen[29].»

Als ihr beide Wünsche zugestanden wurden, war sie voller Glück.

Viel Zeit verstrich, und ihr Gatte starb. Die Königin, in großer

Trauer, tat, wie die Göttin sie anwies, und bettete ihren Mann, der eine Leiche geworden war, auf eine Menge von Blumen. Sie war sehr traurig. Verzweifelt rief sie die Göttin herbei und sprach:

«Wo ist mein Gatte? Was tut er? Was ist er jetzt? Bringe mich zu ihm, ich kann nicht allein leben!»

Die Göttin sprach:

«Es gibt den Raum des Gemüts, den Raum des absoluten Bewußtseins und drittens den Luftraum. Wisse, o Schöngesichtige, leerer als die zwei anderen leeren ist der Raum des absoluten Bewußtseins. Wenn du in ihm jenen Zustand erreichst, wo sämtliche Vorstellungen getilgt sind, dann kommst du ohne jeden Zweifel zum allgegenwärtigen, ruhigen Sein. Sobald die Welt völlig zu existieren aufgehört hat, wird einem dieses Sein zuteil.»

Nachdem sie so zu Līlā gesprochen hatte, tauchte diese sogleich in den Nirvikalpa-Samādhi [die unterschiedslose Geistessammlung] ein. Dann verließ sie ihren Körper, den Käfig des Innenorgans [der Psyche], und sah in einer Versammlung zahlreicher Fürsten einen wohlbehaltenen Gatten. Als sie den König, der auf einem Thron saß, ohne sein früheres Alter, als einen Sechzehnjährigen erblickt hatte, staunte sie. Sie kehrte in ihr Schloß zurück und dachte mit Ergebenheit an die Göttin. Und die Göttin, von Līlā befragt, sprach über die Weltschöpfung als einer bloßen Täuschung.

Die Göttin sprach:

«Es gibt, irgendwo im Raum des absoluten Bewußtseins, das Tempelgewölbe eines bestimmten Saṃsāra. Dort lebte ein tugendsamer Brahmane, Vasiṣṭha mit Namen. Dieser hatte ein Weib, Arundhatī, ihm ebenbürtig in Art, Alter und Erscheinung. Eines Tages sah er unten[30] einen König samt Gefolge. ‹Wie schön ist es doch, ein König zu sein und sich mit allen Herrlichkeiten verwöhnen zu lassen! Wann wird es *mir* einmal so ergehen?› dachte er und malte sich alles aus. Als ihm der Tod nahe bevorstand, suchte seine Gattin bei mir Zuflucht. Sie bat wie du, daß die Seele des verstorbenen Gatten nicht aus dem Maṇḍapa entweiche. Ich gestand es ebenfalls zu. Er starb, und wegen seiner früheren intensiven Wunschvorstellung wurde er ein König. Er blieb im Raum [im leeren Innenraum] eben jenes Hauses und hatte den Raum zur Seele. Der Kummer setzte der Guten hart zu. Sie gab den Körper ebenfalls auf und gelangte mit ihrem unstofflichen Leib zum Gatten. – Sie, das bist du, und er ist dein Gatte, ein König gewordener Brahmane. Ihr habt, nachdem die frühere Erinnerung verlorengegangen war, diese auf eine andere Weise neu erhalten, wie im Traum die Erinnerung des Wachseins [auch diese geht verloren und wird durch etwas anderes ersetzt]. Heute vor acht Tagen seid ihr gestorben.

Wie es den Ort nicht als feste Größe gibt, so gibt es auch die Zeit nicht als feste Größe. Unmittelbar nach der Verwirrung des Todes treten sogleich neue Welten in Erscheinung, wobei man sich für den Sohn dieses oder jenes Vaters und für soundsoviel Jahre alt glaubt.»

Als Līlā diese Worte der Göttin vernommen hatte, sprach sie zu Sarasvatī:

«Bringe mich, o große Herrin, in die Welt des Brahmanenpaares!»

Und sie erwiderte:

«Laß den Körper los und sei ganz rein [transparent, leer]. Aus objektlosem absolutem Bewußtsein bestehend, wirst du des höchsten, reinen Schauens teilhaftig, und wir können zusammen ungehindert die Welt des Brahmanenpaares sehen [bzw. besuchen].

Es ist einzig der unstoffliche Körper des Gemüts, der von deinesgleichen – infolge anhaltender gedanklicher Fixierung – als etwas Stoffliches wahrgenommen und aufgefaßt wird. Sobald sich die Neigungen bei dir vollständig aufgelöst haben, wird sich der Körper wiederum als etwas Unstoffliches erkennen lassen. Darum achte darauf, daß sich die Neigungen auflösen, o Tadellose! Wenn das gelungen ist, wirst du eine zu Lebzeiten Befreite sein.»

Līlā sprach:

«Was für einen Übungsweg gibt es hierzu, sag, und worin besteht er? Wie kommt er zur Wirkung? Und wenn er wirkt, was geschieht dann?»

Die Göttin sprach:

«Darüber nachdenken, darüber sprechen, sich gegenseitig darüber aufklären, kurz, sich einzig nur damit beschäftigen, das betrachten die Weisen als Übungsweg.

Diejenigen, die sich der orthodoxen Schriften[31] als Mittel bedienen und auf diese Weise die vollständige Aufhebung von erkennendem Subjekt und erkennbarem Objekt anstreben, folgem dem brahmanischen Übungsweg. [Die Erkenntnis einzuüben, die lautet:] ‹Weder ist zu Beginn der Weltschöpfung Wahrnehmendes wirklich entstanden noch hat es dies je gegeben, ich bin diese Welt hier›, das nennen andere den Übungsweg des Bodha [der Erkenntnis]. Wenn durch die Erkenntnis, daß Wahrnehmbares nicht wirklich existiert, Liebe und Haß usw. verflogen sind und sich nun mit Macht ein Wonnegefühl einstellt, so nennt man das wiederum brahmanischen Übungsweg. Kann man sagen, daß ein bestimmter Übungsweg zum Nirvāṇa führt, ist der Übungsweg gut.»

So redeten sie während der Nacht miteinander. Dann wurden sie durch unterschiedslose Geistessammlung [nirvikalpa-samādhi] zu leerem Bewußtseinsraum und konnten sich im unendlichen Raum fortbewegen.

Immer weiter weg ging die Reise, sie verließen diesen kosmischen Bereich und gelangten in einen anderen, dahin, wo das Brahmanenpaar gewohnt hatte. Dann, weil sie [Līlā][32] es wünschte, konnten, die dort lebten, sie beide sehen.

«Seid gegrüßt, ihr Göttinnen des Vana!» sagte der älteste Sohn und entbot, zusammen mit den Leuten des Hauses, zwei Handvoll Blüten. Sie [Līlā] berührte den Sohn am Kopf, und alle hörten zu trauern auf.

Als sie nach diesem Besuch wieder zurückkehrten, fragte Līlā die Göttin:

«Warum wurde ich dort, wo die Seele meines verstorbenen Gatten regiert, nicht gesehen? Da nun hat mich der Sohn ja erblicken können, warum?»

Die Göttin sprach:

«Ohne Übung, mein Kind, war für dich damals der Glaube an eine Zweiheit[33] noch nicht geschwunden. Noch war es nicht so, daß die Wunschvorstellungen sich unmittelbar verwirklichen konnten. Jetzt bist du soweit, deine Vorstellungen sind Wirklichkeit: Was du möchtest, erfüllt sich sogleich.

Līlā sprach:

«Oh, jetzt kann ich mich an Hunderte von früheren Leben erinnern! Wie verschieden sind doch die Daseinsformen, durch die ich einst gegangen bin!»

Während sie sich so unterhielten, gelangten sie zum zweiten Mal in die Welt Padmas zurück und besuchten im Palast den zur Leiche gewordenen König.

Nachdem sie sich darauf erneut entfernt hatten, sahen sie das schreckliche Aufeinandertreffen zweier Heere. Bei Einbruch der Nacht wurde der Kampf eingestellt, und die zwei Überirdischen begaben sich in die Unterkunft des Königs, der Vidūratha hieß. Da erwachte der König und erblickte die beiden Frauen, er erhob sich vom Lager und entbot mit Respekt zwei Handvoll Blüten. Sarasvatī berührte ihn mit der Hand am Kopf, wobei sie sagte, er solle sich mit Viveka [mit seinem kritischen Unterscheidungsvermögen] spontan an das frühere Leben zurückerinnern. Nun wurde die innere Finsternis, verursacht durch die Trübung der Māyā, zunichte, und er erinnerte sich an die einstigen Geschehnisse, die in seinem Innern gleichsam wieder in Erscheinung traten.

«O ihr Göttinnen, wie ist das möglich?» fragte der König erstaunt, «einen einzigen Tag bin ich jetzt tot, hier aber sind für mich siebzig Jahre verstrichen!»

Die Göttin sprach:

«Wie du im Augenblick eines Traumes der Täuschung erliegen kannst, es handle sich um hundert Jahre, so gibt es für dich diese Täuschung auch im Wachzustand, hervorgerufen durch das Spiel der Māyā. In Wirklichkeit aber bist du weder geboren noch jemals gestorben. Reines Erkennen ist dein wahres Wesen. Diese Welt hier ist ein langer Traum.»

Der König sprach:

«Wann werde ich diesen Körper verlassen und den früheren wiedererlangen?»

Die Göttin sprach:

«Noch in dieser Schlacht mußt du sterben. Dann wirst du den früheren Körper wiederbekommen.»

Kaum war dies gesprochen, hörte König Vidūratha, die Stadt werde vom Feind bedrängt. Er sagte, da er nun fortgehe, um zu kämpfen, möchten die Göttinnen sein Weib beschützen, und zog hinaus in die Schlacht.

Und Līlā erblickte eine zweite Līlā, deren Gestalt genau der ihren entsprach.

Nachdem sich der König mit seinen Leuten aufs Schlachtfeld

begeben hatte, griff er an und wurde im Kampf mit dem feindlichen Fürsten getötet.

Līlā [die zweite] sah, daß ihr Gatte bewußtlos war. Mit dem Wunsch, ihm nachzufolgen, erklomm sie die Ebene Brahmās und der anderen Götter und gelangte in den unendlichen Raum des absoluten Bewußtseins. Sodann mit der Kraft der Göttin in der Stadt Padmas angekommen, weilte sie im Maṇḍapa an der Seite des unter Blumen verwahrten Leichnams.

Als sich das Seelenfünklein des Königs, Līlā [die erste] und die Göttin zu dritt aus der einen Welt in die andere begeben hatten, gewahrten sie neben der Leiche in König Padmas Maṇḍapa die schon vor ihnen eingetroffene Līlā.

Līlā [die erste] sprach:

«O Göttin, warum kann ich den früheren [hier zurückgelassenen] Körper nicht sehen?»

Die Göttin sprach:

«Als du im Samādhi entschwunden warst, taten die Minister deinen entseelten Leib auf einen Scheiterhaufen und verbrannten ihn mit Sandelhölzern. Du hast jetzt nur noch einen unstofflichen Körper, da die Neigungen verschwunden sind.»

‹Diese Līlā hier soll uns beide sogleich sehen können!› Es genügte, daß sie es dachte, und jene konnte sie sehen. Sie erhob sich verwirrt und fiel ihnen zu Füßen.

«Und jetzt lassen wir den König da von seinem Lager aufstehen!» sagte die Göttin und ließ das Seelenfünklein in seine Nase eintreten. Nach und nach erschienen alle Glieder mit Leben erfüllt. Er stand auf, mit strahlendem Körper, und fragte erstaunt:

«Wer bist du? Wer ist diese – und jene, woher kommt sie?»

Līlā anwortete ihm:

«Ich bin deine Frau Līlā, die frühere, die mit dir alt geworden ist. Und diese da ist mit mir, Līlā, deine zweite Frau Līlā. Die Gute ist ein Spiegelbild, das du für dich erworben hast. Jene ist die Göttin Sarasvatī, die gütige Mutter der drei Welten.»

Als er das hörte, erhob er sich und begrüßte Sarasvatī ehrfurchtsvoll.

«Möge alles Unglück fernbleiben und immerwährendes Wohlergehen euer sein!» sagte nun die Göttin und verschwand.

Līlā, Līlā und der König waren Lebendbefreite von großer Einsicht. Schließlich wurden sie Körperlosbefreite, deren Bewußtsein völlig rein war.

Diese hübsche Līlā-Geschichte habe ich dir, o Rāma, erzählt, damit das Übel des Sichtbaren verschwinde. Gib es auf, in der Welt etwas Festes zu sehen!»

So lautet im Vāsiṣṭha-Saṃgraha das vierte Kapitel, *Die Geschichte von Līlā*.

V
Karkatī oder die Geschichte von der Nadel

Vasiṣṭha sprach:

«Als etwas, das wie nicht vorhanden zu sein scheint, in sich ganz Klares [Durchsichtiges, Leeres] besteht das Brahman, das höchste Sein. Wisse, o Rāma, die Seele ist eine unerklärliche Manifestation des Brahman. Nur dieses wird schließlich, indem es sich als etwas Konkretes empfindet, zu einem Ich. Und beginnt sich das Ich nach Vorstellungen auszurichten, wird es [das Ich] zu etwas, das man mit Citta, Cetas, Manas, Māyā und Prakṛti benennt. Durch das Manas [Gemüt] wird nun ein langer Traum, der Saṃsāra, ins Dasein gerufen, so, wie man durch falsches Hinblicken aus einem Baumstumpf mit fester Überzeugung einen Menschen macht. Es gibt weder eine Trennung zwischen dem absoluten Bewußtseinsselbst und der Seele, noch gibt es die geringste, auf irgendeine Weise bestehende Trennung zwischen dem Gemüt und der Weltschöpfung.

Dazu wird aus alter Zeit folgende Legende überliefert:

Nahe beim Schneegebirge lebte eine Dämonenfrau namens Karkatī. Weil sie einen derart enormen Leib besaß, konnte sie kaum zu ihrem Essen gelangen und wurde darum nie satt, die Dickbäuchige. Da beschloß sie, alle Bewohner des Rosenapfelkontinents zu verschlingen. Sie begann ernsthaft Askese zu üben[34], und Brahmā kam zu ihr.

Karkatī sprach:

«Erhabener, Herr des Vergangenen und Zukünftigen, ich möchte eine Seelennadel sein!»

Brahmā sprach:

«Also gut! So sollst du denn zur Cholera werden! Diejenigen, die sich übel ernähren, üble Dinge unternehmen, die Toren, die ein übles Leben führen, an üblen Orten wohnen, die Schlechten, die sollst du mit Krankheit befallen.»

Nachdem sie einen winzigen Körper erhalten und viele Jahre nichts anderes getan hatte, als Lebewesen das Leben zugrunde zu richten, dachte sie unvermittelt:

‹Diese Nadel füllt sich ja mit nur ganz wenig Blut und Fleisch! Wo sind mir Törichten die großen Glieder geblieben?›

So dachte sie und übte von neuem sehr strenge Askese. Durch die Askese wurde die Nadel makellos und verlor jede Trübung, sie verwirklichte in sich das Gebot, daß der Saṃsarā vollständig aufzugeben sei.

Der Schöpfergott erkannte, was sie erreicht hatte, ging hin und sagte:

«Du bist eine Lebendbefreite, mein Kind, die innere Finsternis ist für dich zerronnen! Du sollst deine frühere Gestalt wiedererlangen und in der Welt ein glückliches Leben führen!»

Nach diesen Worten Brahmās verharrte sie sehr lange im Nirvikalpa-Samsādhi. Als sich ihr Gemüt endlich wieder zu regen begann und sie nach außen wieder Leben zeigte, da wurde ihr auch der Hunger von neuem bewußt. So wohnte sie nun in einem Wald, damit sie zu der Nahrung gelangen konnte, die für ihre Art passend war.

Während dieser Zeit erblickte sie einen König mit seinem Minister, der bei Nacht dort hineingeraten war. Und ohne ein Zögern dachte sie:

‹Lieber verhungere ich, als daß ich einen vortrefflichen Mann verspeise. Darum will ich die beiden mit einem Fragespiel prüfen.›

Sowie sie das beschlossen hatte, stieß die Dämonenfrau ein schreckliches Gebrüll aus und sprach:

«Wer seid ihr? Ihr kommt gerade recht für meine Mahlzeit! Es gibt einen einzigen Weg, daß ihr Knäbchen mir entrinnen könnt: wenn ihr nämlich mit Verstand den eisernen Käfig meiner Fragen sprengt!»

Als der König ihr geantwortet hatte, sie möge sprechen, da begann die Dämonenfrau zu fragen.

Die Dämonenfrau sprach:

«In welchem Atom, das einzig ist, doch zahlreiche Namen trägt, verschwinden wie in einem Ozean hunderttausend Kosmen wie

Wasserblasen? Was ist leerer Raum und doch nicht leerer Raum? Was ist nichts und etwas zugleich? Was wandelt nicht, obwohl es wandelt? Was existiert, obwohl es nicht existiert? Was ist, obgleich bewußt, ein Stein? Was schafft Bilder im leeren Raum? Welches Atom birgt Welten, wie der Same einen Baum? Wovon ist nichts gesondert – und warum selbst die Zweiheit nicht?»

Der Minister sprach:

«Ganz im Stile des Bodha[34a] hast du einzig vom höchsten Selbst gesprochen: Weil nicht zu benennen und nicht zu verstehen, ist es feiner als der leere Raum. In *ihm* verschwinden die Wasserblasen der Weltsysteme, wenn die Kraft sich wendet. Leerer Raum ist es insofern, als es ohne Äußeres[35] ist, und nicht leerer Raum insofern, als es absolutes Bewußtsein ist. Nichts ist es, weil es nicht beschreibbar ist, und etwas, weil dasjenige, das in den Dingen das Seiende ist. Bewußt ist es, weil es aus Licht besteht, und wie ein Stein, weil es ohne Empfindungen ist. Im völlig klaren [ganz leeren] Raum des eigenen Selbst schafft es Bilder, deren Manifestationen die Welt sind. All das hier [die ganze Welt] ist nur sein Schein, und so ist es nicht von ihm gesondert. Auch die Trennung[36] der Welt ist sein Schein, und so besteht auch die Trennung aus ihm. In allem wandelnd, weil in allem vorhanden, wandelt es nicht, da es selber ohne Wandel ist. Es existiert nicht, weil es ohne Standort ist, und existiert dennoch, weil es von seiendem Wesen ist.»

Der König sprach:

«Das durch Kontraktion und Ausdehnung Welten zum Verschwinden bringt und aus sich entläßt, Grundlage aller Sätze des Vedānta[37] und doch für Worte unerreichbar: vom ewigen Brahman, dem nichts als seienden [wirklichen], hast du, o Gute, gesprochen!»

Die Dämonenfrau sprach:

«Oh! Er erscheint rein, euer Verstand, euch muß man ehren! Darum sagt sogleich einen Wunsch, ihr Guten!»

Der König sprach:

«Du sollst nie wieder Leben zugrunde richten!»

Die Dämonenfrau sprach:

«Von jetzt an, bis ich den Körper aufgebe, o König, sollen von mir, die ich das allgegenwärtige Heil[38] erblicke, die Leben anderer nicht mehr behelligt werden! Ich will bis zu meinem Tode meditieren und den Hunger nicht mehr beachten.»

Der König sprach:

«Verwandle dich in eine schöne Frau und komm in unser Haus, o Gute! Dann bringe ich Übeltäter und Räuber, die den Tod hunderttausendfach verdienen, von überall her zusammen und gebe dir ein gutes Essen: Du legst deine schöne Gestalt ab, nimmst sie alle, bringst sie auf den Gipfel des Schneegebirges und verzehrst sie dort nach Lust und Laune. Wenn du satt bist und etwas geschlafen hast, begibst du dich wieder in den Samādhi, und wenn du den Samādhi beendet hast, kannst du das gleiche von neuem tun.»

Von da an und noch heute kommt sie im Lande der wilden Stämme zu denen, die den Tod verdienen, und ergreift sie, wenn sie aus dem Samādhi erwacht, die Edle.

So lautet im Vāsiṣṭha-Saṃgraha das fünfte Kapitel, *Die Geschichte von der Nadel*.

VI
Die Macht der Imagination

Vasiṣṭha sprach:

«Und nun sollst du die wunderbare Geschichte der Indu-Söhne hören, welche dir deutlich macht, daß die Welt eine Manifestation der Kraft des absoluten Bewußtseins ist.

[Die Geschichte der Indu-Söhne]

Um Geschöpfe hervorzubringen, richtete der Ungeborene[39] seine Augen auf den weiten leeren Raum. Als er darin mehrere voneinander unabhängige Schöpfungen entdeckte, holte er aus dieser Menge von Welten eine Sonne herbei und fragte:

«Wer bist du? Wie sind diese Welten entstanden? Sag, o Makellose?»

Und die Sonne antwortete:

«In einem Winkel des Rosenapfelkontinents gab es einen Mann aus der Familie des Kaśyapa. Er hieß Indu und war von überaus ruhigem Wesen. Der hatte ein Weib, ihm teuer wie das Leben, aber sie erhielten keine Kinder. Deshalb unterzogen sie sich bestimmter Regeln und übten strenge Askese.

‹Du hast einen Wunsch frei, Brahmane!› sagte Śiva, als er sich zufrieden gab. Da bat jener um zehn Söhne, und genau so ging ihm der Wunsch auch in Erfüllung. Ein Knabe nach dem andern wurde geboren und wuchs mit der Zeit heran.

Als die Brüder sahen, daß die Eltern gestorben waren, verließen sie traurig das Haus und überlegten, was hier [auf Erden] wohl das Beste wäre. Da sprach der älteste zu ihnen:

‹Etwas, das bis zum Weltende nicht vergeht, nur das erschiene mir das Rechte. – Denkt, ihr wäret Brahmā, und meditiert lange mit dem einen Gedanken: Ich erschaffe, ich löse auf!›[40]

Nun lenkten die Brahmanen ihre Vorstellungskraft auf den Lotusgeborenen. Und mit der Zeit zerfielen ihre Körper wie abgefallene Blätter. Als Folge ihrer Imagination hat sich die Welt bei ihnen nun zehnfach, als eben diese Erscheinung hier, eingestellt. Sie sind zehn Brahmās geworden. Als Sonne, Mond des Tages[41], bin ich einer von ihnen.»

Die Indu-Söhne, gewöhnliche Brahmanen, haben es durch die Imagination [das vergegenwärtigende Denken] des Gemüts tatsächlich geschafft, Brahmā zu werden. Schau, zu was das Gemüt fähig ist!

Dadurch, daß er vom Gemüt vergegenwärtigt wird, kommt auch der Körper zu seiner Existenz. Wer von der Vergegenwärtigung [oder Imagination] des Körpers frei ist, wird von den Eigenschaften des Körpers nicht betroffen. Ein Beispiel dazu ist, was von Indra und seiner Ahalyā berichtet wird.

[Die Geschichte von Indra]

Es gab einmal in Magadha einen König, der hieß Indradyumna. Sein Weib war die lotusäugige Ahalyā. In derselben Stadt wohnte auch ein bekannter Schönling namens Indra. Als die Ahalyā aus Legenden vernommen hatte, was vor Zeiten dem *Gott* Indra zusammen mit der *legendären* Ahalyā widerfahren war[42], verliebte sie sich in jenen Indra. Der König erkannte die Gefühle, die sie füreinander empfanden, und verbannte die Sünder, alle beide, in einen Wasserbehälter. Dort lachten sie zufrieden, es machte ihnen gar nichts aus. Sie wurden an die Füße von Elefanten gebunden, mit Peitschen geschlagen und mit Flammen gebrannt, es störte sie nicht. Als der König sie nun zur Rede stellte, sagten sie frohgemut:

«Wir wissen um keine Pein, für uns gibt es nur noch uns! Woran sich das Gemüt mit aller Intensität hingibt, o König, allein das sieht es, unverrückbar, und nicht, was der Körper tut und läßt.»

Und der König erkannte, daß sie – obgleich blind vor Liebe – wahr gesprochen hatten, und schickte sie beide weg.

So haben, o Rāma, in der Welt alle Körperwesen zwei Körper: Der eine ist der Körper des Gemüts, der schnell agiert und immer beweglich ist. Der andere, nichts tuende, ist der aus Fleisch gebildete Körper. Dazu will ich dir folgende eigenartige Geschichte erzählen:

[Der Mann mit den tausend Händen und Augen]

Es ist in unbewohnter Gegend ein schrecklicher Wald. Darin hauste ein Mann, völlig verwirrt und furchterregend, mit tausend Händen und Augen. Der schlug sich selber auf den eigenen Rücken, heftig, mit eisernen Keulen, schrie, floh und fiel blindlings in eine blinde [stockfinstere] Grube. Endlich kam er dort wieder heraus – und geriet in einen Wald von Dornen. Kaum war er dem ebenfalls entronnen, schlug er sich von neuem, jagte davon und gelangte, lachend, in einen kühlen Bananenhain. Noch im gleichen Augenblick verließ er ihn wieder, schlug sich, stob davon und fiel nochmals in dieselbe Grube.

So gebarte er sich. Nachdem ich ihn lange beobachtet hatte, packte ich ihn mit Gewalt und brachte ihn für eine kurze Weile zur Vernunft. Ich fragte ihn, was das solle, wer er sei und warum er so sinnlos herumjage. Darauf sagte er: «Niemand bin ich, nichts tu ich! Du bist mein Feind! Du hast mich gesehen, und ich bin vernichtet!» heulte er. Dann lachte er auf und verlor alle seine Glieder.

So irren in diesem großen Wald viele solcher Gestalten herum. Es gibt ihn auch heute noch, diesen Wald!

Rāma sprach:

«Was ist das für ein Wald, o Brahmane? Was tun sie dort?»

Vasiṣṭha sprach:

«In dem großen Wald, den man Saṃsāra nennt, sind es die Gemüter, die umherirren. Ich führe sie mit kritischem Unterscheidungsvermögen zur höchsten Ruhe. Verschiedene stürzen, weil sie meiner nicht achten, in die Höllen hinab. Der Bananenhain ist der Himmel, und eine Dorne ist der Schmerz eines Unglücks. Und wenn gesagt wurde: «Ich bin vernichtet», so ist das die Klage der Selbstsucht. Gibt das Gemüt die Gegenstände des Genusses auf, ist es ganz natürlich, daß es heult. Und das Auflachen ist die Wonne, wenn kritisches Unterscheidungsvermögen sich einstellt, das Verweilen im Saṃsāra beendet und die Erscheinung des Gemüts abgelegt ist. Die

Schläge sind die Hiebe der Fiktionen[43]. Die fügt man sich alle selber zu! Von den eigenen Vorstellungen und Neigungen wird das Gemüt gebunden, wie ein kokonbauendes Insekt von den Bindfäden des eigenen Speichels.

So habe ich dir nun, o Rāma, die wundersame Geschichte vom Gemüt erläutert. Schau es an, gerade mit dem Gemüt, und lasse dich beim Aufgeben des Gemüts durch nichts beirren.

Von jeglicher Kraft ist das höchste Brahman, das ewige, volle, unvergängliche. Je nach Kraft, mit der es sich manifestiert, kommt es zu seiner besonderen Erscheinung: In den Körpern ist seine Bewußtseinskraft und im Stein die Kraft des Beharrungsvermögens. In den Winden ist die Kraft der Bewegung und in den Wassern die Kraft des Flüssigseins. Ebenso ist im Raum die Kraft der Leere, im Vergänglichen die Kraft des Vergehens, und im Feuer erkennt man ganz deutlich die Leuchtkraft. Wie im Samen eines Baumes ein Baum enthalten ist, mit Früchten, Blättern, Zweigen, Blüten, Ästen und Wurzeln, so ist auch all das hier im Brahman enthalten. Irgendwo und irgendwann gehen von ihm – wie Reis, der aus dem Boden sprießt – irgendwelche Kräfte aus und kommen nach Raum und Zeit bestimmbar vielfältig zur Erscheinung.

Mit der Entstehung der Erscheinungswelt verhält es sich so:

[Ein Kindermärchen]

Es waren einmal – so geht ein Kindermärchen – in einer Stadt, die gar nicht vorhanden war, drei tapfere Prinzen. Zwei waren nie geboren worden, und einer hatte sich nie in einem Mutterleib befunden. Eines Tages zogen sie aus, um das Beste zu finden, und erblickten im leeren Luftraum Bäume, die voller Früchte hingen. Nachdem sie von ihren süßen Früchten gegessen hatten, erreichten sie drei wellenbekränzte Flüsse. Einer von ihnen war völlig trocken, und zwei wiesen auch nicht ein bißchen Wasser auf. Als sie dort gebadet, im Wasser gespielt und vom Wasser getrunken hatten, kamen die drei am Ende des Tages in eine Stadt, die es noch gar nicht gab. Dort sahen sie drei schöne Gebäude. Eines war ohne Wände und Stützen, und zwei Häuser waren gar nicht gebaut. Sie fanden darin drei Kochtöpfe, die waren aus purem Gold. Zwei von diesen waren zerbrochen, und einer war nur noch Staub. In ihm hatte es drei weniger drei Maßeinheiten gekochte Speise. Diese wurde nun von mundlosen, vielessenden Brahmanen verzehrt. Danach aßen die Prinzen, was übrig blieb. Noch heute sind sie glücklich dort und verbringen die Zeit mit Jagen.

Wie ein Kind, das noch nicht überlegt zu denken vermag, dieses von einer Amme erzählte Märchen für bare Münze nimmt, genau so nimmt auch das Gemüt, das nichts von prüfendem Denken weiß, dieses Gebilde des Saṃsāra für etwas, das es wirklich gibt.»

So lautet im Vāsiṣṭha-Saṃgraha das sechste Kapitel, *Die Macht der Imagination.*

VII
Die Geschichte von Lavaṇa

Vasiṣṭha sprach:

«Ein Dummkopf, kein Kluger läßt sich von den eigenen Vorstellungen täuschen. Erwäge mit Verstandeskraft, was wirklich ist, und laß denn, was nicht wirklich ist, fahren. Wenn das Gemüt zur Ruhe gebracht wird, o Rāma, bleibt einzig die Befreiung übrig. Höre, ich will dir dazu eine ganz besondere Geschichte erzählen.

Es war einmal ein sehr pflichtgetreuer König namens Lavaṇa. Eines Tages betrat stolz ein Zauberkünstler seinen Audienzsaal, verneigte sich vor dem König, sagte, er solle das da [nämlich das mitgebrachte Requisit] anschauen, und ließ auch schon den Strauß von Pfauenfedern[44] wirbeln, der die Illusionen hervorbringen sollte. Darauf kam ein Vasall, der aus dem Sindhu-Land stammte, zusammen mit einem Pferd in die Versammlungshalle. Und der Zauberer sprach zum König freundlich: «Besteige dies gute Pferd und reite durch die Welt, o Herr!»

Nun schaute der König auf das Pferd, mit unverwandtem Blick, und blieb so, zwei Stunden lang, als wäre er in Meditation versunken. Die Anwesenden, die erst ins Staunen geraten waren, begannen sich Sorgen zu machen. Da kam der König wieder zu sich und war völlig verwirrt. Sowie er dann das volle Bewußtsein zurückerlangt hatte, sprach er zu seinen Ministern:

«Hört jetzt, ihr Versammelten, diese phantastische Geschichte! Nachdem ich die Pfauenfedern angeschaut hatte, die der Schurke herumwirbelte, bestieg ich mit meiner Person wie betäubt das Pferd, schickte mich an, auf die Jagd zu gehen und wurde vom Hengst weit weg getragen. Mit meinem ermüdeten Reittier geriet ich in eine grenzenlose Wildnis. Einen Tag lang, bis zum Sonnenuntergang, war ich dort unterwegs und erreichte schließlich eine bäuerliche Gegend. Als ich in einem Hain von Zitronenbäumen einen Ast, der zu einem der Bäume gehörte, festhielt, brannte das Pferd durch und ließ mich in der Luft hängen.

Nun brach für mich, der ich im Wahn der Täuschung befangen war, eine Nacht herein, die mir wie ein Weltzeitalter erschien. Am folgenden Tag, als der Tagesfürst den achten Teil[45] des Himmels erklommen hatte, erblickte ich, während ich umherirrte, ein Mädchen, das gekochten Reis mit sich führte. Obschon ich sie flehentlich bat, gab sie mir keine Speise.

‹Du mußt wissen›, sagte sie, ‹ich bin eine Caṇḍālī, von mir wirst du kein Essen bekommen. Ich gebe es nur, wenn du mein Gatte wirst!›

Da sagte ich ihr, ich wollte ihr Gatte werden, und verzehrte darauf die Speise, die sie mir gab. – Wer fragt im Unglück schon nach Kaste, Sitte und Familie, wenn sein Gemüt vom Wahn einer Täuschung heimgesucht ist?

Kurz und gut, ich nahm sie zur Frau. Im Verlaufe der Zeit wurde sie schwanger und gebar zwei Mädchen, und dann noch zwei Knaben. Ich wurde ein richtiger Caṇḍāla und vergaß, daß ich eigentlich ein König war.

So lebte ich also im Hause meines neuen Schwiegervaters, und dann kam es zu einer Hungersnot. Alle Freunde waren fortgezogen. Nachdem ich schweren Herzens ebenfalls mit den Kindern und ihr [der Frau] unter großen Entbehrungen von dort aufgebrochen war, rasteten wir unter einem Baum.

‹Gib mir Fleisch!› bat mich der jüngere Sohn. Da ich das Unglück nicht länger ertragen konnte, beschloß ich zu sterben. Ich trug Holz zusammen und warf mich auf den Scheiterhaufen. Im gleichen Augenblick wechselte ich den Ort, wachte auf und befand mich hier.

Das also ist die Täuschung, die der Gaukler für mich inszeniert hat.»

Als der König dies gesagt hatte, verschwand der Zauberkünstler. Da sprachen die im Saal Anwesenden, die Augen weit offen vor Staunen:

«Das ist kein Gaukler, o Herr, wenn er kein Geld verlangt! Das ist ein göttlicher Zauber *[māyā]* gewesen, der uns über das Dasein im Saṃsāra belehren soll!»

Durch Bändigung des Gemüts kommt der Irrtum des Saṃsāra zur Ruhe[46]. Erst, wenn das Gemüt zur Ruhe gebracht ist, das heißt, die eigenen Wünsche aufgegeben sind, was allein mit der eigenen Willenskraft zu erreichen ist, erst dann gibt es Glückseligkeit. Das ganze allgegenwärtige, ruhige Brahman tritt erst dann hervor, wenn das Gemüt mit dem Messer des Nicht-Vorstellens [Keine-Wunschvorstellungen-Habens] abgeschnitten wird und verschwunden ist. ‹Das bin ich und das ist mein›: allein daraus besteht das Gemüt. Hat man das Gemüt mit höchster Willenskraft Nichtgemüt werden lassen, gelangt man zu jenem höchsten Sein, wo es weder ein Gemüt noch etwas anderes gibt.

Sobald das Gemüt bewegungslos geworden ist, wird es nirgendwo mehr wahrgenommen. Beweglichkeit gehört genau so zum Gemüt wie Hitze zum Feuer. Konzentriert man sich einzig auf die Erkenntnis[47], dann wird das Gemüt, weil sein Wesen Teil des absoluten Bewußtseins ist, mit dem absoluten Bewußtsein schließlich eins, sofern nur die Übung hier kontinuierlich beibehalten wird. Darum wende die Willenskraft an und packe das Gemüt mit dem Gemüt, ergreife das Sein, wo kein Kummer herrscht, und sei furchtlos und fest! Nur das Gemüt ist fähig, das Gemüt wirklich zu bändigen. Gib das Verlangen nach den Dingen des Genusses auf und sei unterschiedslos *[nirvikalpa]* glücklich!

Allein das Verschwinden des Gemüts bedeutet auch Verschwinden des Nichtwissens. Nichts als Verlangen ist dieses Nichtwissen. Sein Verschwinden wird Befreiung *[mokṣa]* genannt. Und dies wird nur durch Nicht-Vorstellen erreicht, o Rāma! Wenn die Vorstellung dominiert, nicht Brahman zu sein, wird das Gemüt gebunden; wenn die Vorstellung dominiert, Brahman zu sein, wird das Gemüt befreit. Von einem Verhalten, das darin besteht, sich einzubilden, man sei schwach, überaus unglücklich und unfrei, man sei mit Händen, Füßen usw. versehen, wird man gebunden. Wenn aber im Innern das Nichtwissen geschwunden ist, weil man ganz sicher erkannt hat, daß man nicht unglücklich ist, keinen Körper besitzt, daß man etwas anderes als der Körper, daß man das Höchste ist, dann wird man befreit. Oh, wie seltsam, daß das, was wahrhaft wirklich ist, Brahman, für die Menschen vergessen ist, und das, was nicht wirklich ist, Nichtwissen genannt, in den Vordergrund springt!

[Warum Lavaṇa Unglück widerfuhr]

Rāma sprach:

«Warum ist eigentlich Lavaṇa, diesem vorbildlichen Mann, Unglück widerfahren?»

Vasiṣṭha sprach:

«Lavaṇa saß einmal ganz allein da und dachte: ‹Mein Großvater Hariścandra brachte ein berühmtes Königsopfer[48] dar. Ich bin in seiner Familie geboren, ich will das Opfer in Gedanken ebenfalls vollziehen.› So dachte er und begann in Gedanken mit den Vorbereitungen, rief Priester und Götter herbei und entzündete das Feuer. Nachdem der König geopfert und als rituelle Gaben seinen ganzen Besitz verschenkt hatte, vorab an die Brahmanen, kam er am Ende des Tages im eigenen Garten wieder zu sich. Damit auch er das Ungemach erleide, das denen zuteil wird, die ein Königsopfer veranstalten, sandte Indra vom Himmel herab einen Götterboten, o Rāma, in Gestalt jenes Zauberkünstlers.

In seiner wahren Natur zu verweilen, bedeutet Befreiung; sich als Ich zu empfinden, bedeutet ihren Verlust. Damit ist in aller Kürze die Definition des Erkennend- und Nichterkennendseins gegeben.

[Die sieben Stadien des Nichterkennens]

Samen-Wachsein, Wachsein und Groß-Wachsein, Wachtraum, Traum, Traumwachsein und traumloser Tiefschlaf, das sind die sieben Arten der Verwirrung. Höre nun deren Definition.

Zuerst ist jenes Bewußtsein vorhanden, welches – nicht benennbar, makellos – dem absoluten Bewußtsein angehört. Aus ihm gehen das zukünftige individuelle Bewußtsein und die Seele usw. sowie die Namen und Gegenstände hervor. Dieses Wachsein hat die Natur eines Samens, man nennt es deshalb Samen-Wachsein.

Die ganz klare [transparente; noch emotionslose, noch nicht wirklich greifbare] Vorstellung von: ‹Das bin ich und dieses ist mein›, des frisch aus dem Höchsten Hervorgegangenen [des Samen-Wachseins], ist Wachsein [einfaches, bloßes Wachsein], weil es noch keine Vorstellung von Früherem gibt.

Die in anderen [vergangenen; im Verlaufe verschiedener] Leben entstandene feiste [sich stark in den Vordergrund drängende] Vorstellung von: ‹Das hier bin ich und dieses da ist mein›, tritt unter der Bezeichnung Groß-Wachsein [als das eigentliche Wachsein] in Erscheinung.

Fantasien des Wachseins [bzw. des Groß-Wachseins], die sich in irgendeiner Form auf etwas Unentstandenes oder Entstandenes beziehen, nennt man Wachtraum. Entwickelt es ferner ein Verhalten nach dem Typus zweier Monde, des Muschelsilbers oder der Fata Morgana usw.[49], so ergeben sich verschiedene Arten des Wachtraums.

‹Was ich für kurze Zeit wahrgenommen habe, gibt es gar nicht›: wenn einer aufwacht und zu diesem Ergebnis kommt, spricht man von Traum.

Wenn die äußeren Erscheinungen lange fehlen, das Großgestaltige [das Groß-Wachsein] deshalb unentfaltet ist, und über eine längere Zeit geträumt wird, so ist ein Traum wie Wachsein entstanden. Der Traumwachsein genannte tritt auch im Wachsein [Groß-Wachsein] auf[49a].

Wenn diese sechs Stadien verlassen werden und die Seele in ein stumpfes [empfindungsloses] Dasein übergeht, das mit der Erkenntnis zukünftigen Unglücks vermischt ist, so nennt man das die Seinsweise des Tiefschlafs. In diesem Zustand verschwindet die Welt im inwendigen Dunkel.

So habe ich dir nun, o Rāma, die sieben Stadien des Nichterkennens *[ajñāna]* dargelegt. Da hat jedes einzelne hundert Zweige und die Gestalt verschiedenster Mächte. Vernimm du jetzt die Beschreibung der Stufen des Erkennens *[jñāna]*.

[Die sieben Stufen des Jñāna]

‹Warum bin ich dauernd so töricht? Ich will mit den Schriften und den guten Leuten [Heiligen] in Verbindung treten!› Dieses von Lebensüberdruß begleitete Verlangen nennen die Weisen das gute Verlangen.

Einem guten Wandel obliegen, wozu der Kontakt mit den Schriften und guten Leuten gehört sowie das Festhalten am Lebensüberdruß, das nennt man die Stufe der Reflexion [Suche].

Wenn man dank Reflexion und gutem Verlangen nicht mehr an der Sinnenwelt hängt, so spricht man – weil es [das Gemüt] schwach [machtlos] geworden ist – von der Stufe des schwachen Gemüts.

Wenn sich aus dem Festhalten an den drei Stufen ergibt, daß man sich im Gemüt der Dinge enthält [keine Wünsche mehr hegt], und das nun seinerseits bewirkt, daß man im reinen Wesen der Realität verweilt, so bezeichnet man das als die Stufe des Eintritts in die Realität.

Wenn sich aus dem Festhalten an den vier Zuständen [Stufen] ergibt, daß diejenige Stufe, auf der sich das Wunder der Realität eingestellt hat, zur Aufhebung der Verknüpfung [nämlich mit der Sinnenwelt] führt, so bezeichnet man dies als die Stufe des Nichtkontaktes.

Wenn sich aus dem Festhalten an den fünf Stufen ergibt, daß jegliche Vorstellung von inneren und äußeren Objekten verschwindet, weil man von der Glückseligkeit des eigenen [wahren] Selbst vollständig absorbiert wird, und sich deshalb nach langer, auf das Höchste ausgerichteter Anstrengung das Erkennen einstellt, so wird die sechste Seinsebene geboren, die man die Stufe des Nichtmehrvorstellens von Objekten nennt.

Wenn mit längerem Festhalten an den sechs Stufen jegliche Wahrnehmung von Verschiedenheit [nämlich zwischen der Welt und dem Absoluten] aufhört und man sich darum nur noch dem ursprünglichen Sein anheimgibt, so kennt man das als die im *Vierten*[50] befindliche Seinsebene. Den Zustand des *Vierten* findet man hier [in der Welt] bei den Lebendbefreiten. Darauf kommt das, was über das *Vierte* hinausgeht und nur noch die Körperlosbefreiten betrifft. Diejenigen, o Rāma, die zur siebten Stufe gelangt sind, die Überragenden, im Selbst glückseligen Großen, die haben das große Sein erreicht!

Diese sieben Stufen sind nur für solche zugänglich, die mit Einsicht begabt sind.

Damit habe ich dir, o Rāma, das siebenstufige Erkennen *[jñāna]* dargelegt. Höre nun aber von der Macht des Nichtwissens, o Nachfahre des Raghu!

[Zurück zu Lavaṇa]

Nachdem der König Lavaṇa dergestalt halluziniert hatte, machte er sich am folgenden Tag auf, um jene grosse Wildnis zu besuchen. Als er dort umherzog und nun dieses und jenes, ja überhaupt alles, was er erlebt hatte, überprüfen, erforschen und in Erfahrung bringen konnte, da staunte er. Eine in der Wildnis wehklagende alte Frau fragte der König sodann:

«Was ist dir Ungutes widerfahren? Wen muß du beklagen?»

Und sie antwortete:

«Mein Mann ist ein Caṇḍāla-Häuptling. Unsere Tochter erhielt durch göttliche Fügung einen mondgleichen Gatten. Sie war lange sehr glücklich und gebar Töchter und Söhne. Nach einiger Zeit aber, als das Dorf von einer Hungersnot heimgesucht wurde, sind alle weit fortgezogen oder gestorben. So beklagen wir[51] nun die Beklagenswerten und haben ein unglückliches Leben.» Als er das hörte, linderte er ihr Unglück mit passenden Geschenken, und von Staunen erfüllt kehrte der König, der die Welt in ihrer Ganzheit erfaßt und das wahre Wesen des Nichtwissens erkannt hatte, nach Hause zurück.

Rāma sprach:

«Wie kommt es, o Brahmane, sprich, daß der Traum auf diese Weise Wirklichkeit geworden ist? Diese Frage, o Erhabener, ist für mich noch nicht gelöst!»

Vasiṣṭha sprach:

«All das geschieht nur im Nichtwissen, o Rāma! Das Nichtwissen, das sich in jenen Dingen manifestierte, die der König auf Veranlassung des Zauberkünstlers bei den Caṇḍālas erblickt hatte, war in der Tat auch am anderen Tag noch vorhanden. Zu der Zeit, als Lavaṇa so plötzlich diese Halluzination erlebte, kam nur diese [nichts anderes mehr] im Gemüt der Caṇḍālas zu Bewußtsein. Sämtliche Objekte haben keine andere [zweite] Existenz außerhalb des Bewußtwerdens. Wenn die Vorstellungen vollständig verschwinden, o Rāma, bleibt das alleinige absolute Bewußtsein übrig.»

So lautet im Vāsiṣṭha-Saṃgraha das siebte Kapitel, *Die Geschichte von Lavaṇa*.

VIII
Die Geschichte vom Bhārgava, Sohn des Bhṛgu

Vasiṣṭha sprach:

«Die im Brahman befindliche Fülle dieser ganzen Welt ist nichts als ein bloßes Phantasiegebilde. Einzig das Brahman gibt es, den Raum des absoluten Bewußtseins, das Allumfassende, Unteilbare.

Dazu will ich dir, o Guter, die Geschichte vom Bhārgava erzählen.

Auf den Höhen des Mandara-Berges übte Bhṛgu einstmals Askese. Dieser weilte soeben in unterschiedsloser Geistessammlung [*nirvikalpa-samādhi*], als Śukra, sein Sohn, eine Apsaras [ein schönes halbgöttliches Wesen, eine Himmelsfrau] entdeckte, die durch die Luft daherkam. Sie ging ihm nicht mehr aus dem Sinn, und er begann offenen Auges mit ihr nach Belieben zu phantasieren. In seiner bloßen Vorstellung fing er nun an, im Götterhimmel eine vergnügliche Zeit zu verbringen. Als er aber die Aufmerksamkeit auf den Schwund seines religiösen Verdienstes richtete, fiel er in den Bereich der Erde hinab[52]. Da wurde seine Seele schließlich zu Reis, und sobald er der Sohn dessen geworden war, der den Reis genossen hatte, oblag er wiederum der Askese. Ein ganzes Manvantara lang hielt er sich in der Tiefe [Verborgenheit] des Merugebirges auf. Als er nachließ, sich um den Dharma [seine religiösen Pflichten] zu kümmern, wurde er als König von Madra geboren. Und noch zu vielen anderen Existenzen gelangte er, bis er als Sohn eines Asketen von neuem ein Asket wurde und am Ufer der Gaṅgā lebte.

Nach längerer Zeit fiel sein Körper – derjenige, der dem Bhṛgu-Śukra[53] gehörte –, von Wind und Hitze ausgemergelt, zu Boden. Als nun Bhṛgu nach tausend Jahren den Samādhi beendet hatte, glaubte er, der Sohn sei gestorben, und wollte gerade voller Zorn Kāla [die Zeit, die alles vernichtet][54] verfluchen. Da nahm Kāla [die Zeit] stoffliche Gestalt an und kam zu Bhṛgu. Kāla näherte sich dem Zornigen und sprach zu dem Asketen begütigend:

«Du bist ein Brahmane von unendlicher Askeseglut[55], und wir sind die Hüter der Ordnung [des Schicksals]. Warum willst du wie ein Tor, o Allwissender, mich grundlos verfluchen? Während du im Samādhi weiltest, verließ nämlich das Gemüt deines Sohnes diesen Körper hier, ging fort und genoß im Himmel die Apsaras Viśvācī. Als König, Fischer, Bambus, Schlange und Hahn, so wanderte nun der Sohn ganz von selbst, entsprechend seiner Neigungen, durch verschiedene Existenzen und ist jetzt als Sohn eines Brahmanen zur Welt gekommen. Dein Sohn übt Askese am Ufer des Gaṅgā-Flusses. Wenn du ihn sehen möchtest, dann schau mit dem Auge des Erkennens!»

Da schaute jener in einem kurzen Augenblick, durch ein deutliches Bewußtwerden, den Sohn am Ufer der Gaṅgā und kehrte wieder zurück. Darauf begaben sich Kāla und Bhṛgu gemeinsam ans Ufer der himmlischen Gaṅgā. Als sie den mit ruhigen Sinnen im Samādhi Verweilenden erblickt hatten, beendete dieser den Samādhi, weil Kāla imaginierte, daß er jetzt erwachen möge. Er öffnete die Augen, sah die beiden und sagte freundlich, wie sehr er sich über ihren Besuch freue. Und Bhṛgu sprach zu dem Brahmanen, der in einem anderen Leben sein Sohn war:

«Erinnere dich, du bist ein Erwachter!»

Aufgefordert, erinnerte sich dieser nun in einem einzigen kurzen Augenblick des eigenen Schicksals in dem anderen Leben.

«Komm, Vater, gehen wir! Besuchen wir den früheren Körper!» sagte er, und im Nu erreichten sie den Mandara.

Sowie der Bhārgava dort den ausgedörrten Leib erblickte, sprach er:

«Wie ruht er doch friedlich in der Wildnis und weiß von allen falschen Vorstellungen nichts! Kann doch Menschen meines Erachtens nichts Besseres widerfahren, als nicht mehr denken zu müssen!»

Da fiel ihm Kāla ins Wort und sagte zum Bhārgava:

«Geh in diesen Körper ein, o Guter! Mit ihm sollst du zum Guru der Asura-Fürsten werden. Und nun lebt wohl!»

Er sprach's und verschwand. Der Bhārgava hörte auf, sich mit dem Brahmanen zu identifizieren und trat in den Körper Śukras ein, wie es die Ordnung [das Schicksal] wollte. Dann gab ihm Bhṛgu mit rituellen Besprengungen seine Fülle wieder. Śukra stand auf, und glücklich begrüßte er ehrfurchtsvoll den Vater.

Über diese Geschichte vom Bhārgava sollst du nachdenken, mit deinem ganzen Verstand!

Demjenigen, der die richtige Überlegung vollzieht und dessen Gemüt darob seine Wirkungsweisen allmählich verliert, dem wird, dank dem Erkennen [das sich nun einstellt], gewiß sein wahres Wesen offenbar. Wer durch Überlegung sein wahres Wesen voll erkannt hat, wem das Selbst zu Tage getreten ist, dem sind Brahmā, Viṣṇu, Indra und Śiva nur noch bemitleidenswert! Solange man aber im Innern nicht überlegt: ‹Wer bin ich? Wie kommt es zu all dem hier?›, solange gibt es das lärmige Spektakel des Saṃsāra, das wie Finsternis ist. Wer als das unendliche Selbst von jeglicher Kraft[56], das im Innern eines jeden Dinges vorhanden und als absolutes Bewußtsein ohne ein Zweites ist – wer so [in dieser Eigenschaft] sieht, der allein sieht wirklich!

Einen Gegenstand des Genusses zu genießen, den man genau erkannt hat, wird nichts als befriedigen; mit einem Dieb, den man durchschaut, kann man ruhig zusammenkommen, er wird ein Freund, kein Dieb mehr sein! Der Genuß, den ein gebändigtes Gemüt aus einem Vergnügen zieht, mag noch so gering sein, in seiner Not wird es ihn zu schätzen wissen, ohne daß er großen Umfang gewinnt. Ein König, erst gefangen, dann befreit, wird bloß schon von einem Bissen Nahrung zufrieden; wer von Feinden nie gefangen und unterworfen wurde, weiß ein Königtum nicht wirklich zu schätzen.

Im Ozean des Daseins gibt es keinen anderen Ausweg, als das Gemüt zu besiegen. Solange treiben die Nachtgespenster der Neigungen im Innern ihr Unwesen, als das Gemüt nicht bezwungen ist: durch konstantes Einüben der alleinigen Wahrheit.

Dem, der kritisches Unterscheidungsvermögen besitzt, meine ich, ist das Gemüt, weil es tut, was gewünscht wird, ein guter Diener, ein Minister, weil es vorzüglich zu handeln versteht, und ein treuer Vasall, weil es seine Kräfte[57] zur Verfügung stellt. Das Gemüt, meine ich, ist den Weisen ein anhängliches Weib durch sein Kosen, ein behütender Vater durch sein Behüten und durch sein Vertrauen ein Freund. So sollst auch du, o Rāma, das Juwel des Gemüts, das von viel Schmutz verunreinigt ist, zu deinem Vorteil mit dem Wasser des kritischen Unterscheidungsvermögens waschen und voller Licht sein!

Halte dich ganz an das kritische Unterscheidungsvermögen, betrachte mit Verstand die wahre Wirklichkeit, besiege gründlich deine Feinde, die Sinne, und sei ihm entronnen, dem Daseinsozean!»

So lautet im Vāsiṣṭha-Saṃgraha das achte Kapitel, *Die Geschichte vom Bhārgava*.

IX
Śambara oder die Parabel von Dāma, Vyāla und Kaṭa

Vasiṣṭha sprach:

«Ich will dir dazu die heilsame Parabel von Dāma, Vyāla und Kaṭa erzählen.

Als das Heer des Asura Śambara schlief und dieser sich gerade an einem anderen Ort befand, zerschlugen die Götter, die tatsächlich eine schwache Stelle gefunden hatten, flugs seine ganze Streitmacht. Nun zog Śambara selbst voller Zorn gegen die Stadt der Götter. Weil sie die Macht seiner Kunst [*māyā*] fürchteten, verschwanden die Götter alle. Als er einen leeren Himmel vorfand, ging er zornig umher, setzte die Stadt der Weltregenten in Brand und kehrte in seine Residenz zurück. Die Götter aber blieben unsichtbar und töteten seine Heeresführer. Da erschuf Śambara mit seiner Kunst drei Schreckliche: Dāma, Vyāla und Kaṭa, welche im Täuschen groß und sehr mächtig waren. Weil sie weder Neigungen noch Selbstgefühl hatten, kannten sie auch die Furcht nicht. Sie brauchten bloß Soldaten vor sich zu sehen und schon begannen sie zu töten. So wurden nun die Götter geschlagen, wo immer sie sich aufhalten mochten. Verzweifelt ersuchten diese nach einer kurzen Verschnaufpause den Schöpfergott Brahmā um Hilfe.

Brahmā sprach:

«Ihr sollt herausfordern, fliehen und von neuem kämpfen. Wenn sie immer wieder kämpfen müssen, wird sich in ihrem Innern schließlich wie in einem Spiegel das ganze Drum und Dran eines Ichs abbilden. So ziehen sie sich Neigungen zu und können von euch leicht besiegt werden. Auch diese Leute verändern sich, wenn die Schnüre der Neigungen sie binden.

Man kann noch so standhaft sein, viel wissen, einer vornehmen

Familie entstammen und groß sein, vom Durst wird man gebunden, wie ein Löwe von Ketten.»

Nachdem sie das gehört hatten, kämpften sie und zogen sich wieder zurück. Als das immer wieder so geschah, begannen sie [Dāma, Vyāla und Kaṭa], durch ein Gefühl von Zunehmen, den Drang eines Ichs zu übernehmen, dieser Dāma usw. zu sein, und ihr Gemüt wurde davon ganz verschluckt. Nun befiel sie auch eine Neigung zu Furcht, und sie gerieten in einen jämmerlichen Zustand. Auf diese Weise, mit gebundenem Verstand, schwand ihre Standhaftigkeit dahin. Sie waren kleinmütig geworden und fürchteten sich vor dem Tode. Auf der Flucht, die ihnen einzig übrig blieb, wurden sie, die Feinde der Götter, vernichtet.

Versäumt man es, sich auf das kritische Unterscheidungsvermögen zu besinnen, dann wird dem Gemüt ein derartiges Unglück zuteil. Damit du das erkennen mögest, habe ich dir diese Geschichte erzählt.

Demjenigen, der mit einem Gemüt versehen ist, das sich einbildet, dieses und jenes besitzen zu müssen, dem wird in seinem Unbefriedigtsein und seiner unglücklichen Lage nicht einmal Asche zuteil.

Den Edlen, der alle drei Welten stets für Stroh nimmt, den meidet das Unglück, wie Gazellen das dürre Gras.

Ungemach ist aller Reichtum; nicht beachtet zu werden, überall ein Sieg!

Das Ichgefühl ist der Keimling der Bäume der Existenzen, welche von unvergänglichem Wesen sind. «Das ist mein» [besitzergreifend], so breiten sie die Zweige mit ihren unguten Früchten aus.

Drei Arten von Ich, o Rāma, gibt es hier in den drei Welten:[58]

‹Ich bin dieses ganze All, ich bin das ewige höchste Selbst, etwas anderes gibt es nicht›: in solcher Erkenntnis besteht dasjenige Ich, welches das höchste ist.

‹Ich, den hundertsten Teil einer Haarspitze groß, bin von allem verschieden›: in solcher Erkenntnis besteht das zweite Ich, welches gut ist.

‹Ich bin nur Hände und Füße usw.›: in solchem Bewußtsein

besteht das dritte Ich. Es ist das gewöhnliche, welches ganz nichtig ist.

Die ersten beiden Ich, die über dem gewöhnlichen liegen, soll man sich aneignen und das dritte Ich, das gewöhnliche, Unglück bewirkende, aufgeben. Hat man auch die beiden zuvor genannten aufgegeben, existiert man ohne jedes Ich, und so erklimmt man das höchste Sein. Und dieses höchste Sein ist ein Glück, das von keinem anderen überragt wird.

[Zurück zu Śambara]

Höre, nun will ich dir erzählen, was Śambara dann tat: Nachdem er herausgefunden hatte, daß es am Ich lag, daß Dāma und die anderen beiden im Kampf von den Göttern übertroffen wurden, erschuf er mit seiner Kunst *[māyā]* solche, die die Schriften kannten, frei waren von falscher Vorstellung, kritisches Unterscheidungsvermögen besaßen und ichlos waren. Die alleswissenden, die verstanden, was es zu verstehen gab, die Alter und Tod nicht fürchteten, wurden mit den Namen Bhīma, Bhāsa und Dṛḍha versehen. Die Helden taten, was ihnen aufgetragen war, nur der Gegenwart verpflichtet, frei von Liebe und Haß, stets auf alles mit gleichem Auge schauend [ohne jede Parteilichkeit], und das von ihnen wiederum geschlagene Heer der Götter suchte Zuflucht beim Allgott Viṣṇu. Von diesem wurden sie nun in einem ungeheuerlichen Kampf mit dem Diskus getötet.

Also: Mit Neigungen ist das Gemüt gebunden, ohne Neigungen ist es befreit.

Durch richtiges, der wahren Wirklichkeit entsprechendes Schauen werden die Neigungen aufgelöst. Sind die Neigungen aufgelöst, kommt das Gemüt zur Ruhe [zum Erlöschen] wie eine Lampe ohne Öl.

Für dieses Unglück des Saṃsāra, das der Ursprung aller Übel ist, gibt es nur *ein* Mittel: Die Bezwingung des eigenen Gemüts.

Gebundenheit ist nichts als das Verlangen nach den Dingen des Genusses. Dessen Aufgabe wird Befreiung genannt.

Im Gedeihen des Gemüts ist Untergang, im Untergang des Gemüts Glückseligkeit.

Wie der allgegenwärtige Raum wegen seiner Feinheit nicht wahrgenommen wird, so wird auch das teillose Sein des absoluten Bewußtseins, obwohl allgegenwärtig, ebenfalls nicht wahrgenommen. Dieses in seinem Wesen unzerstörbare absolute Bewußtsein wird, wo von der Wahrheit die Rede ist, ganz zuoberst angeführt. Es geht nicht unter und geht nicht auf, es entsteht und besteht nicht; weder geht es noch geht es nicht und ist weder hier noch ist es nicht hier, das absolute Bewußtsein. Auf diese Weise [ohne sich in seinem Wesen zu verändern], o Rāma, entfaltet es sich in einer Erscheinung, die man Welt nennt.

Dieses dein Selbst, wodurch du Laut, Geschmack, Form und Geruch erkennst, o Rāma, ist das höchste Brahman, das alles erfüllt.

Man braucht bloß, o Nachfahre des Raghu, das Brahman auszuklammern, und schon gibt es keine Möglichkeit mehr, sich das hier [die Welt] vorzustellen, wie es auch beim Feuer genügt, bloß die Hitze wegzulassen.

Zuerst unterweist man den Schüler in Tugenden, insbesondere der Ruhe und Selbstbeherrschung. Und dann lehrt man ihn: «All das hier ist Brahman, und du bist völlig rein.»

Wer einem Unwissenden oder Halberwachten sagt, daß alles Brahman sei, der bringt sich dadurch in eine Unmenge von Höllen!

Gerade durch das größte Nichtwissen [den Gipfel der Verblendung], daß man selber das eigene Bemühen [Tun und Handeln] versiegen läßt, wird das Wissen [Erleuchtung] erlangt, o Rāma. Schmutz wird mit Schmutz abgewaschen![59]

‹Woher kommt das Nichtwissen?› Das, o Rāma, sollst du nicht überlegen. ‹Wie vernichte ich dieses Nichtwissen?› So sei für dich die Überlegung. Wenn dieses Nichtwissen vorbei und zu Ende ist, wirst du, o Rāma lückenlos erkennen, weshalb und wie es entstanden ist und wie es beseitigt wurde. Denn unerklärlich [Worten nicht zugänglich] ist das Wesen der Kraft des absoluten Bewußtseins, das im Ozen des absoluten Bewußtseins in Bewegung geraten ist.

Diejenige Erscheinungsform des absoluten Bewußtseins, o Tüchtiger, die mit einer wechselnden äußeren Gestalt versehen und Basis für Raum, Zeit und Aktivität ist, nennt man den Kenner des Feldes *[kṣetrajña]*. Dieser aber entwickelt Neigungen und wird seinerseits zu einem Ich. Das Ich, das ganz klar oder auch mangelhaft urteilt, wird Verstand genannt. Der mit Wunschvorstellungen versehene Verstand wird zum Gemüt, und das Gemüt, das sich ununterbrochen verändert, wird schießlich zu Sinnesorganen. Den aus Händen und Füßen bestehenden Körper nennen die Weisen die Sinnesorgane.

Auf diese Weise nimmt die von Wunschvorstellungen und Neigungen umwundene Seele, deren Wesen von einer Menge Unglück besetzt wird, allmählich die Eigenschaften des Gemüts an.

So ist es zu erklären, daß das aus der Kraft [des absoluten Bewußtseins] bestehende Gemüt, nachdem es zu einem festen Ich geworden ist, wie ein kokonbauendes Insekt durch eigenen Willen zu seiner Gebundenheit gelangt.

Auf diese Weise werden, von der Seele abhängig, mit der Vergegenwärtigung des Daseins Wesen geschaffen, deren Gestalten dem Brahman entstammen: Götter, Tiere, Menschen usw.»

So lautet im Vāsiṣṭha-Saṃgraha das neunte Kapitel, *Die Geschichte von Dāma usw.*

X
Die Geschichte von Dāśūra

Vasiṣṭha sprach:

«Höre nun, o Tüchtiger, wie das Brahman zu einem Körper gelangt:

Wenn das nach Raum und Zeit usw. unbestimmte Prinzip des Selbst durch eigene Kraft, doch bloß zum Spiel [nur scheinbar] eine mit Raum und Zeit versehene Gestalt annimmt, dann entsteht zunächst – als ein Synonym für Seele – das unbeständige, völlig von Neigungen besessene Gemüt, das nach nichts anderem verlangt, als schöpferisch zu agieren.

Als erstes erzeugt die schöpferisch agierende Kraft des Gemüts, nach dem Reiz des Laut-Keimes[60] verlangend, sogleich die reine [glasklare] Imagination des leeren Raumes. Dann verdichtet sich das ununterbrochene aktive Gemüt allmählich und erzeugt, nach dem Reiz des Berührung-Keimes verlangend, die Bewegung des Windes. Aus den Elementen Raum und Wind, welche Laut und Berührung zum Wesen haben, entsteht sodann, nach konstanter Wiederholung[61], durch Reibung Feuer. Das zu solchen Eigenschaften gelangte Gemüt strebt sogleich nach der Kühle des Wassers, der das Urprinzip des Geschmacks zu eigen ist, und nun entsteht die Wahrnehmung von Wasser. Das nun auch mit dieser Eigenschaft versehene Gemüt erzeugt sogleich das Urprinzip des Geruchs; daraus entsteht die Wahrnehmung des Erdelements. Das so mit dem Urprinzip des Erdelements umgebene Gemüt verliert seine feinstoffliche Natur und erblickt einen Körper in Gestalt eines Feuerfunkens, der plötzlich im leeren Raum erschienen ist. Das wie flüssiges Gold in einem Schmelztiegel plötzlich im leeren Raum erschienene Gemüt macht sich nun spontan das Licht als seine Gestalt zu eigen. Nachdem es schließlich klare Konturen angenommen hat, ist es eine makellose Gestalt. Und diese mit Verstand, Wille, Kraft, Energie, Erkenntnisvermögen und übernatürlichen Fähigkeiten ausgestattete Gestalt ist der erhabene Gott Brahmā, der Urvater aller Welten.

Die ganze Menge der Weltschöpfungen erblickend, die in großer Vielfalt dahingegangen waren, bildet dieser zum Spiel verschiedenartige seiner Vorstellung entspringende Geschöpfe [Menschen]. Um ihnen den Himmel oder die Befreiung zu ermöglichen, schuf er, zur Vollendung in Sittengebot, Lust und Nutzen[62], zahllose Lehrbücher verschiedenster Art. Ebenso hörte diese Schau auch wieder auf, nachdem sie in dieser Weltschöpfung zum Bestehen gekommen war [sich verwirklicht hatte].

Siehe, die der Vorstellung entsprungene Welt ist entstanden wie ein langer Traum. Sobald die Vorstellung zur Ruhe kommt [erlischt], kommt auch sie zur Ruhe, wie eine Lampe ohne Öl. Darum, o Rāma, soll der, der im Leben steht und die Wahrheit kennt, alles, was dahin ist, nicht mehr beachten, sondern ergreifen, was ihm die Gegenwart beschert. Es ist ein Kennzeichen des Weisen, daß er gar nicht anders kann, als das, was nicht zur Hand ist, nicht zu begehren, und daß er das, was zur Hand ist, voll genießt. Wer dem Tun obliegt [tätig ist und handelt], doch weder nach den Dingen verlangt noch nicht verlangt, an dessen Einsicht bleibt so wenig haften, wie Wasser an einem Lotusblatt.

Die einzelnen Weltschöpfungen können sehr unterschiedlich sein, da gibt es nirgends eine feste Regel. Höre, o Rāma, ich erzähle dir nun die kleine Geschichte von Dāśūra. Ich benutze sie, um die Natur des Blendwerks der Welt zu illustrieren.

[Die Geschichte von Dāśūra]

Der Dāśūra genannte Sohn eines Weisen, der in einem Vana des Magadha-Landes wohnte, war ob dem Verlust von Mutter und Vater in großer Trauer und weinte. Da suchte ihm eine körperlose Gottheit des Vana [eine Naturgottheit] zu helfen: «Sohn eines Weisen, der du sehr klug bist», sagte sie, «was weinst du wie ein Tor? Denn so, o Guter, ist die wechselhafte Lage des Saṃsāra immer! Man wird geboren, lebt und geht zuletzt unweigerlich zugrunde.»

Er ließ sich damit trösten, faßte sich wieder und unternahm für die Eltern die letzte Handlung. Nachdem er mit heiligen Riten und Askese sodann ein gelehrter Brahmane geworden war, betrachtete er den Erdboden als unrein.

‹Weil ich keine reine Umgebung finde, wo ich mit strenger Askese den Gott des Feuers verehren könnte, soll nun mein Aufenthaltsort oben in den Bäumen sein›, nahm er sich vor und fand in einem Nīpa-Baum ein geeignetes Haus aus Zweigen. In festem Lotussitz, mit einem Selbst, das von allen Richtungen zurückgezogen, jedoch der höchsten Wahrheit unkundig war, huldigte er dort, bloß in Gedanken, mit Rinder-, Pferde- und Menschenopfern und dergleichen zehn Jahre lang den Göttern. Als sein Gemüt sich geweitet und im Laufe der Zeit Makellosigkeit erlangt hatte, stellte sich inwendig mit Macht das Erkennen ein, hervorgegangen aus der Klarheit des Selbst.

Da bat ihn eines Tages eine Nymphe um einen schönen Sohn. Dāśūra hatte Mitleid, gab ihr eine Blume und sandte sie von dannen. Nach langer Zeit kehrte die Lotusäugige mit einem zwölfjährigen Sohn zu dem Weisen zurück.

«Ich habe ihm sämtliche Künste [Fertigkeiten] beigebracht. Sei gütig, o Herr, und unterweise du ihn im Erkennen!» bat sie ihn.

So unterrichtete er nun den Sohn auf mannigfaltige Art und Weise.

Dāśūra sprach:

[König Svottha]

Svottha [«Selbstentstanden»] war der Name eines Königs, der in den drei Welten sehr geachtet war und dessen Weisungen jedermann hoch hielt. Dieser, o Tüchtiger[63], besaß drei Körper, einen höchsten, einen niedrigsten und einen mittleren, welche das Universum beherrschten und in der Lage waren, alle Himmelsrichtungen zu halten. Im bloßen leeren Raum war er geboren worden; und darin hatte er auch Wohnung genommen und eine Stadt mit vierzehn großen Straßen gebaut. Sie waren mit sieben Brunnen und mit zwei Lampen geschmückt. Und verschiedenartige Gemächer hatte er geschaffen, die mit neun Türen versehen waren. In diesen Gemächern vergnügte sich der König auf vielfältige Art. Dann erhob er sich und lief weg und eilte in eine andere Stadt, die er baute. Bald litt er unter seiner eigenen Handlungsweise, bald freute er sich, und dann jammerte er wiederum, daß er so unglücklich sei.

Der Sohn sprach:

«Was ist das für ein König namens Svottha, von dem du gesprochen hast?»

Dāśūra sprach:

«Hier dieses Leben im Saṃsāra ist es, das ich dir so geschildert habe.

Svottha [«selbstentstanden»] wird der aus dem höchsten Raum geborene Saṃkalpa [die illusionschaffende Vorstellung] genannt. Dieser Saṃkalpa entsteht von selbst und vergeht von selbst. Er war es, der im leeren Raum hier diese Stadt des dreifachen Universums baute; darin gibt es vierzehn Welten [Ebenen][64], und die beiden Lampen sind Sonne und Mond. Zum Vergnügen seiner selbst schuf er die mannigfaltigen Gemächer der Körper. Durch sein eigenes Verhalten ist er unglücklich, durch sein eigenes Verhalten ist er glücklich.

Seine drei Erscheinungsformen werden als Tamas, Sattva und Rajas bezeichnet: der tamasförmige Saṃkalpa manifestiert sich wegen seines rohen [noch primitiven] Verhaltens in niedrigstem Zustand und wird zu Würmern und Insekten. Der sattvaförmige Saṃkalpa, der sich ganz der Sittenordnung und dem Erkennen widmet, ist dem Absolutsein nahe und einem Regenten zu vergleichen, der die Allherrschaft innehat. Der rajasförmige Saṃkalpa, der mit Tun und Treiben der Welt zugewandt ist, bleibt im Saṃsāra hängen, angebunden von Kind und Weib. Gibt der Saṃkalpa seine dreifache Form auf, gelangt er zum Höchsten. Und das Verschwinden des Saṃkalpa [der illusionschaffenden Vorstellung] wird dadurch erreicht, daß man das Gemüt mit dem Gemüt festhält [zum Stehen bringt]. Man kann tausend Jahre lang strenge Askese üben, es gibt doch kein anderes Mittel, als die Vorstellung [den Saṃkalpa] zur Ruhe zu bringen.

Ohne Vorstellung sollst du dich dem Alltag widmen, so, wie er sich einstellt. Sobald die Vorstellung vergangen ist, hört das absolute Bewußtsein auf, nach den wahrnehmbaren Dingen zu verlangen. Hat man die Menge der falschen [das Absolute verdeckenden] Ideen fahrengelassen, erlangt man das zweitlose [absolute] Glück.»

Der Sohn sprach:

«Welcher Art, o Vater, ist diese Vorstellung? Wie entsteht sie, o Herr? Wie gewinnt sie an Macht und wie wird sie wieder zunichte?»

Dāśūra sprach:

«Die Vorstellung fängt dann zu keimen an, sagt man, wenn das absolute Bewußtsein, das unendliche Prinzip des Selbst, dessen Natur mit dem Seiendsein [der wahren Wirklichkeit] identisch ist, nach wahrnehmbaren Dingen zu verlangen beginnt. Wenn das absolute Bewußtsein wahrnehmbare Dinge, die von ihm selber gleichsam verschieden sind, imaginiert, entwickelt es sich hier [in der Traumwirklichkeit des Saṃsāra] zur Vorstellung, wie ein Same zum Keimling. Denn das Vorstellen wird spontan zur Vorstellung. An Macht gewinnt diese aus sich selbst – und das führt zum Unglück, nicht zum Glück! Es braucht jedoch bloß das Imaginieren wegzufallen, und die Vorstellung verschwindet ganz von selbst. Wie die Haut eines Reiskorns durch entsprechende Vorkehren verschwindet, o Sohn, verschwindet auch diese mit der Seele entstandene Vorstellung, kein Zweifel!

Mögest du über diese Geschichte von Dāśūra, die ich dir erzählt habe, nachdenken!

Es gibt zwei Möglichkeiten für das Selbst: nämlich handelnd oder nichthandelnd zu sein, o Guter! Stellt man sich fest vor, daß man jederzeit nichthandelnd sei, dann bleibt, selbst wenn man etwas zur Gewohnheit Gewordenes tut, auch dies nicht haften. Wenn du aber den Zustand vorziehst, dir im Sinne eines großen [ganz bewußt] Handelnden vorzustellen, daß du alles tust, dann bezeichnet man auch diesen Zustand als besten. Oder aber, o Rāma, verzichte auf alles, sowohl darauf, alles zu tun, als auch darauf, nicht zu tun, lasse das Gemüt verschwinden und sei fest [keinerlei Schwankungen unterworfen], indem du bloß das bist, was du bist. Zu vermeiden ist jedoch mit aller Sorgfalt derjenige Zustand, der darin besteht, daß man sich vorstellt, in einem Körper zu sein.

Gebundensein ist das Gebundensein durch Neigungen, Befreiung tritt dann ein, wenn die Neigungen verschwunden sind. Gib sie auf, die Neigungen, und gib auch das auf: nach Befreiung zu verlangen!

Gib zuerst die Neigungen des Gemüts auf, die in Objekte der Sinnenwelt gekleidet sind, und halte dich an die reinen Neigungen, nämlich das Vergegenwärtigen [innerliche Hervorrufen] freundschaftlicher Gefühle usw.[65]. Dann gib auch diese im Innern auf, obgleich du weiterhin mit ihnen lebst; deine Beziehungen seien ruhig und neutral und deine Neigung soll nun dem alleinigen absoluten Bewußtsein gelten. Und dann gib auch diese auf, die noch mit Gemüt und Verstand verbunden ist, und endlich sollst du – fest [ohne jede Ablenkung] auf das Übriggebliebene gesammelt – auch das aufgeben, wodurch du aufgibst.

Geistessammlung oder Aktivitäten: das mag nun einer tun oder auch nicht. Wer mit seinem Herzen das Verlangen nach jeglichem abgelegt hat, ist befreit, sein Inneres ist nicht mehr zu übertreffen. Weder Nichttun noch Tun bringt diesem einen Vorteil. Das höchste Sein setzt ein Schweigen voraus, das keine Neigungen mehr kennt.

Keine Weltdinge werden den, der die Wahrheit erkannt hat, noch entzücken:

[Der Gesang der Kaca]

Kaca, Sohn des Bṛhaspati, erhob sich einst vom Samādhi und sang:

«Was tu ich? Wohin gehe ich? Was ergreife ich? Was gebe ich auf? Alles wird vom Selbst erfüllt wie vom großen Wasser am Ende des Weltzeitalters!

Nichts gibt es, wo ich nicht bin, nichts gibt es, das nicht in mir ist. Was begehre ich noch? Alles ist aus Bewußtsein gemacht!»

Diejenigen, o Rāma, die Festigkeit zeigen [oder: vom Sattva bestimmt sind], bleiben auf dem Pfad der Gebildeten [geistig Hochstehenden]; sie sind gleichmütig, maßvoll, monden [sanft], stets von gutem Benehmen. Ihrer Spur, o Tüchtiger, sollst du folgen, alle Zeit, und mit Sorgfalt überlegen, was du bist und wie das hier [die Welt] entstanden ist.

Selbst, wenn sie eigentlich einer anderen Existenz, einer tamasischen oder rajasischen, angehörten, werden die Guten, indem sie ganz auf ihr eigenes Bemühen setzen, einer sattvischen Existenz teilhaftig.»

So lautet im Vāsiṣṭha-Saṃgraha das zehnte Kapitel, *Die Geschichte von Dāśūra*.

XI
Die Geschichte von Janaka

Vasiṣṭha sprach:

«Ja, all das hier ist Brahman, alles, was hier ausgebreitet ist, ist das Selbst. Gib auf, o Guter, den Irrtum, daß du und das hier [die Welt] etwas anderes sei! Dann bilden sich in dem ewigen bloßen Brahman keine Fiktionen [falsche Annahmen von Wirklichkeit] mehr. Wende dich dem zu, was dir natürlich [zwanglos, von alleine] zuteil wird, hüte dich, je etwas zu begehren, gib sowohl das Aufgeben als auch das Ansichziehen auf und sei – auf diese Weise –, o Rāma, von Fieber [von jeglicher Betrübnis] frei!

Wem dieses Leben das letzte, wem makelloses Wissen zueigen ist, der wird stets Ehrenhaftigkeit, Freundlichkeit, Wohlwollen, Mondenheit [Sanftheit], Befreit- und Erkennendsein in sich vereinen, und alle Leute verlangen nach ihm.

Es gibt da zunächst einen Weg, von dem man sagt, daß er für alle Menschen gültig sei. Er wird als derjenige beschrieben, der im Verlaufe eines oder mehrerer Leben ganz allmählich dadurch zur Vollendung führt, daß man dem folgt, was der Lehrer vorschreibt. Der zweite aber besteht darin, daß einer, dessen Gemüt nur wenig entwickelt [dominierend] ist, das Erkennen ganz von selbst erlangt, so plötzlich wie eine Frucht, die aus der Luft herabfällt.

Höre dazu die folgende Geschichte von König Janaka:

Eines Tages spazierte dieser in einem schönen Garten, wo er ganz allein war. Da vernahm er Gesänge [feierliche Deklamationen] von großen Siddhas, die er aber nicht erblicken konnte.

«Zusammen mit den Neigungen haben wir den Wahrnehmenden, das Wahrnehmen und das Wahrnehmbare aufgegeben und huldigen dem Selbst, welches die Lichter[66] zum Leuchten bringt!

Wir huldigen dem, der – in allen enthalten – als Haṃsa[67] sich vernehmen läßt!

Wer des Herrn in der Höhle seines Herzens nicht achtet und einem anderen Gott nachfolgt, der sucht einen Edelstein – und hält doch ahnungslos Viṣṇus Juwel[68] in Händen! Hat man alle Wünsche, fürwahr, aufgegeben, gewinnt man *ihn* als Lohn.

Wer erkannt hat, daß alle Dinge von Anfang bis Ende reizlos sind, und gleichwohl wieder seine Gedanken daran heftet, dieser Dummkopf ist kein Mensch, er ist ein Esel!

Diese Feinde, die Sinne, die sich stets von neuem erheben, soll man wieder und wieder mit dem Stock des kritischen Unterscheidungsvermögens schlagen, wie Indra die Berge mit seinem Donnerkeil!

Wer das Gemüt im eigenen Selbst zur Ruhe gebracht hat, der findet im Glück sein Verweilen.»

Als der König diesen Gesang der Siddhas vernommen hatte, wurde er niedergeschlagen und klagte voller Pein:

«Den winzigen Teil einer grenzenlosen Zeit lebe ich, und auf diesen richte ich alle meine Gedanken! Weh über mich mit meinem gar kümmerlichen Leben! Wie unbedeutend ist doch dieses mein Königtum, das nur dauert, solange ich lebe!

Millionen über Millionen Brahmās sind dahingegangen, vorübergegangen endlose Folgen von Welten, vergangen sind sie wie Staub, die Wesen: Wie kann ich da im Leben Befriedigung finden?

In der Kindheit einzig mit Unwissenheit geschlagen, in der Jugend den Mädchen verfallen und im übrigen von Weib und Besitz in Atem gehalten: Was soll da der Törichte wann noch tun?

Ist der Höhepunkt erreicht, beginnt das Nichtsein; ist beim Schönen der Höhepunkt erreicht, beginnt das Nichtschönsein; ist im Glück der Höhepunkt erreicht, beginnt das Unglück: Woran bloß soll ich mich halten?

Wesen gehen dahin, die, wenn sie ihre Augen schließen oder öffnen, Universen vergehen und entstehen lassen: Was kommt es da auf Leute wie mich noch an?

Scheitel allen Unglücks wird, fürwahr, der Saṃsāra nur genannt. Wie ist es möglich, Glück zu genießen mit einem Körper, der da hineingeraten ist?

Aber ich werde den Saṃkalpa [die illusionschaffende Vorstellung] zur Ruhe bringen und so den Saṃsāra trockenlegen[69].

Ich habe erkannt, ich habe erkannt! Gesehen habe ich den Dieb des Selbst! Er heißt Gemüt, ich will ihn vernichten, lange hat mich das Gemüt mit Unglück geschlagen! Von den klugen, guten Siddhas bin ich wohl unterrichtet worden. Das Selbst will ich suchen, das zur höchsten Glückseligkeit führt.»

Nachdem er zu solcher Erkenntnis gelangt war, verharrte er lange schweigend, erhob sich dann und sprach abermals:

«Was soll man hier in Besitz nehmen? Was soll ich hier mit Mühe erlangen? Was für Fiktionen [Wunschträume] gibt es denn noch für einen, der fest [unwandelbar] und rein ist, für mich, das absolute Bewußtsein?»

Nach diesen Überlegungen schickte sich Janaka an, ganz frei [ohne an den Dingen hängen zu bleiben] das Tun, wie es ihm natürlich zufiel, zu vollbringen, so, wie der Herr des Tages [die Sonne] den Tag vollbringt: Um Zukünftiges sorgt er sich nicht, das Vergangene kümmert ihn nicht, er ist da und lacht nur über den währenden Augenblick.

Dank seines eigenen Überlegens hatte er, was zu erlangen war, restlos erlangt.

Den Inbegriff allen Unglücks, des Ungemachs schlimmstes Behältnis, den Samen der Saṃsāra-Bäume: die Trägheit der Einsicht soll man beseitigen! Darum ist alles daran zu setzen, daß die Einsicht zu rechtem Wachstum kommt.

Diese Einsicht im Herzen dessen, der kritisches Unterscheidungsvermögen besitzt, ist ein Cintāmaṇi [der alle Wünsche erfüllende Edelstein]. Wie eine Kalpalatā [die alle Wünsche erfüllende Liane] schenkt sie als Frucht, worauf man die Gedanken gerichtet hat. Als Janaka, der sich fortwährender Überlegung hingab, erkannte, daß die Welt etwas Wandelbares [Unsicheres, Fundamentloses] war, wurde ihm schließlich das Selbst ganz von allein deutlich.

Kein Schicksal und keine Handlungen, keine Reichtümer und keine Angehörigen können Menschen helfen, die sich vor dem Dasein fürchten[70], sondern nur das eigene Bemühen.

Daß man Begehrenswertem nachläuft und Ungeliebtes unbedingt meiden will, das, o Rāma, wisse, ist die Doppelnatur des Gemüts, nichts anderes. Gib es auf, das Schauen von Ungeliebtem und Begehrenswertem, und sei fest in dem gegründet, was dann übrigbleibt.

Das Gemüt wendet sich dem Wahrnehmbaren zu, das ihm die Potenz des Bewußtseins gewährt. Wenn du dich dem Wahrnehmbaren [den Objekten der Sinnenwelt] zuwendest, dann bist du mit Gemüt versehen und darum gebunden. Wenn du das Wahrnehmbare aufgibst, dann bist du ohne Gemüt und darum befreit.

Mögest du die Vorstellung des Ichseins abschneiden und ans Ufer jenseits des Saṃsāra gelangen!»

Rāma sprach:

«Überaus tief, o Erhabener, sind diese deine Worte! Wenn ich das Ich aufgebe, wird der Körper gewiß zunichte.»

Vasiṣṭha sprach:

«Es gibt zwei Arten, die Neigungen aufzugeben. Man nennt sie die kontemplative und die kognitive.

‹Ich bin für diese Dinge das Leben und sie sind es für mich, ohne sie gäbe es mich überhaupt nicht und ohne mich auch sie nicht›: Hat man die auf eine solche Aussage hinauslaufende Überzeugung aufgegeben, zusammen mit dem Gemüt in Zweifel gezogen, und wurde der Gedanke gefaßt: ‹Weder gehöre ich zu einem Ding noch gehört ein Ding zu mir›, wenn dadurch nun gewiß die Neigungen aufgegeben werden, so daß man – innen mit kühlem Verstand – spielend sein Tun vollbringt, dann nennt man das, o Rāma die kontemplative Art.

Löst man mit der Erkenntnis, daß alles Alles [das Allumfassende] ist, die Neigungen auf und läßt ohne Eifer den Körper fahren, so ist das die kognitive Art, die Neigungen aufzulösen.

Diese beiden Arten des Aufgebens, o Rāma, sind auf der Ebene des Befreiten ohne Unterschied: Sie [die nach dieser oder jener Methode zur Befreiung Gekommenen] sind beide Brahman geworden, sie sind beide vom Fieber [von jeglichem Kummer] befreit.

Wer sich wie in tiefem Schlaf bewegt[71], da es für ihn beim Wahrnehmen der Dinge weder Erwünschtes noch Unerwünschtes im Innern gibt, der wird hier [in der Welt] ein Befreiter genannt.

Wen die Wahrnehmung von Freude, Unmut, Furcht, Zorn, Lust und Traurigkeit im Innern nicht berührt, der wird ein Lebendbefreiter genannt.

Ein überlegender Mensch, sagt man, kann zu vier Arten von Überzeugungen kommen:

‹Von den Füßen bis zum Kopf bin ich das Werk von Mutter und Vater›: Diese erste Art von Überzeugung führt zu Gebundensein, weil man auf Nichtseiendes hinschaut[72].

‹Feiner als die Spitze eines Haares, bin ich jenseits aller Dinge›: Den Guten erwächst diese zweite, zur Befreiung führende Überzeugung.

‹Die Menge der Welten und alle Dinge – alles bin ich und bin unvergänglich›: Die so lautende dritte Überzeugung führt ebenfalls zur Befreiung, o Bester der Raghus!

‹Diese nichtseiende [unwirkliche] Welt hier ist stets so leer wie der leere Luftraum›: Auch diese vierte Überzeugung führt zur Vollendung der Befreiung.

Die erste unter ihnen ist vom Durst durchzogen, welcher das Gebundensein anzeigt. Die drei anderen sind rein, da sich bei ihnen der Durst geklärt hat; sie gehören zum Erscheinungsbild eines Lebendbefreiten.

Weder begehrt noch haßt, weder trauert noch sehnt sich, wer von Geliebtem und Ungeliebtem befreit ist, und leidet im Saṃsāra keine Not.

Halte dich an die volle Sehkraft des Geistes, welche sich mit dem Aufgeben dessen, was zu denken gibt [das Denken in seinen Bann zieht], entfaltet – und lebe in der Welt, o Rāma, als ein Reiner, als ein Lebendbefreiter!

Lebe so in der Welt, o Rāma, daß du innen von allen Wünschen, Leidenschaften und Neigungen frei bist, jedoch außen dich nichts vom Herkömmlichen unterscheidet!

‹Das ist ein Verwandter, das ist keiner›: so geht das Rechnen derer, die niederen Sinnes sind. Die Edlen aber haben die ganze Erde zur Familie.

Dazu ist das folgende Gespräch zweier Söhne eines Weisen überliefert.

[Puṇya und Pāvana]

Es war einmal, Dīrghatapas[73] mit Namen, im Mahendra-Gebirge ein wissender Weiser. Der hatte zwei Söhne, Puṇya und Pāvana. Als der Vater zur Ruhe gekommen [gestorben] war, kümmerte sich nur Puṇya ernsthaft um die Totenzeremonie. Pāvana gab sich dem Kummer hin. Denn Pāvana war erst halb zur Erkenntnis gekommen, nur Puṇya war schon ein Wissender.

Zu dem von Trauer gepeinigten Pāvana sagte Puṇya folgendes:

«Was trauerst du um den Vater, der doch bloß in die höchste, Befreiung genannte eigene Wirklichkeit des Selbst, in sein ursprüngliches Sein, übergegangen ist?

Tausende von Müttern und Vätern sind für dich, Sohn, als Geschöpf dahingegangen, unzählige Kinder und Verwandte in all den Leben. Wenn es die Zuneigung doch will, daß man um Mütter, Väter, Kinder usw. trauert, warum trauert man dann um die fortwährend, tausendweise Dahingegangenen nicht? In Daseinsformen wie des Löwen, Affen, Elefanten, Esels und der Krähe usw. bist du früher auf diesem Rosenapfelkontinent hunderttausendweise geboren worden. Die damaligen Angehörigen sind auch alle gegangen. Wie kommt es, daß du diese nicht betrauerst?

Sei dir unverwandt des Selbst bewußt, das von Werden und Vergehen frei und ohne Alter und Sterben ist. Du sollst nicht töricht sein!»

So wurde nun Pāvana von ihm, Puṇya, ermahnt. Darauf waren sie alle beide vollendet, vollständig vertraut mit der Erkenntnis sowohl des Absoluten als auch der Welt.»

So lautet im Vāsiṣṭha-Saṃgraha das elfte Kapitel, *Die Geschichte von Janaka*.

XII
Die Geschichte von Bali

Vasiṣṭha sprach:

«Von sorgenvollem Nachdenken gedeiht die Sorge, wie von gutem Brennholz das Feuer. Läßt man das Grübeln, verschwindet die Sorge, wie ohne Brennholz auch das Feuer erlischt.

Aus einer schwierigen Lage, wo sämtliche Mittel versagen und auch Freunde nicht mehr zu helfen vermögen, holt einen nichts mehr heraus, es sei denn die eigene Standhaftigkeit. Mit Lebensüberdruß [innerem Rückzug aus der Welt der Sinne], mit Schrifttum und mit den Tugenden sittlicher Größe usw. soll man sich bemühen, das eigene Gemüt zum Glänzen zu bringen [aufzuhellen], damit das Unglück verschwindet. Wenn das Gemüt voll [erfüllt, zufrieden] ist, dann ist die ganze Welt mit Nektar angefüllt. Oder ist für den, der seine Füße in Schuhen stecken hat, etwa nicht die Erde mit Leder bedeckt?

Durch inneres Abstandnehmen wird das Gemüt voll und folgt nicht mehr dem Befehl der Wünsche. Kein Vollmond strahlt so sehr, kein Milchmeer ist so voll und nicht einmal das Antlitz der Lakṣmī [der Göttin der Schönheit] ist so lieblich wie ein Gemüt, das kein Begehren kennt!

Oder man komme wie Bali durch Irrewerden am Bisherigen zum Erkennen.

In der Unterwelt herrschte der Dämon Bali, Sohn des Virocana, hundert Millionen Jahre über das Dämonenreich. Nachdem er unermüdlich genossen hatte, was es in den drei Welten zu genießen gibt, war es ihm eines Tages leid, und er dachte:

‹Was habe ich eigentlich von dem, was ich genieße? Was taugen denn diese vergnüglichen Dinge? – Wieder umarmt man seine Geliebte und wieder hat man seinen Genuß. Tut man das immer und immer wieder, warum schämt sich da ein Kluger nicht? Man kann es fortwährend tun [dieses Genießen] und stets zum Ziel gelangen, jedoch, wird es einen je dahin bringen, daß man es nicht wieder tut [daß man wirklich gesättigt ist]?

Ah, ich erinnere mich, daß ich meinen Vater einst fragte:

«Was ist das absolut Unübertroffene, wo alle diese Illusionen des Unglücks und des Glücks samt und sonders zur Ruhe kommen?»

Und der Erhabene sagte:

«Mit dem absolut Unübertroffenen verhält es sich so:

[Der König und sein Minister]

In einem Land, wo es weder Erde noch Luftraum, weder Meere noch Berge, weder Wälder noch Wallfahrtsorte, Flüsse oder Seen hat, da gibt es einen einzigen sehr großen, glanzvollen König, der allmächtig, allgegenwärtig und alles ist und in völligem Schweigen verharrt.

Der von ihm erschaffene Minister, dessen Aufgabe es ist, ihn in allem zu beraten, vollbringt das Nichtvollbrachte und löst, was vollbracht ist, wieder vollständig auf. Er kann selber nichts genießen und weiß auch nichts. Er tut alles um des Königs willen und steht diesem ununterbrochen zu Diensten. Der König aber ruht in völliger Abgeschiedenheit in sich selbst.

Der Minister dort ist so mächtig, Sohn, daß ihm die vereinigten Götter- und Dämonenscharen, selbst mit hunderttausend multipliziert, nicht das geringste anzuhaben vermöchten. Nur von seinem Herrn ist er zu besiegen; es braucht das richtige Mittel, daß er sich fügt.

Ich schilderte dir ein Land und meinte damit die Befreiung, die jegliches Unglück vernichtet. Der erhabene König ist das Selbst, der kluge Minister das Gemüt. Und das richtige Mittel, um das Gemüt zu besiegen, ist die Gleichgültigkeit gegenüber der Sinnenwelt.

Kennt einer das gute Verfahren [den Weg zum Heil] noch nicht, so fülle er zwei Teile des Gemüts mit Vergnügen, einen mit Schriften und einen Teil mit dem Verlangen, einem Guru [Lehrer] zu Diensten zu sein.

Wenn einer schon etwas Erfahrung besitzt, fülle er einen Teil mit Vergnügen, zwei Teile mit dem Verlangen, einem Guru zu Diensten zu sein, und einen Teil mit dem Nachdenken über den Inhalt der Schriften.

Hat einer schon hinreichend Kenntnisse erworben, so fülle er Tag für Tag zwei Teile des Gemüts mit Schriften und mit Lebensüberdruß [innerem Abstandnehmen] und zwei mit Meditation und Verehrung des Guru.

Durch Einsicht und Überlegen gewinnt man, ein für allemal, o Sohn, das Gewahrsein des Selbst und das Aufgeben des Durstes.»

So wurde mir einst vom Vater dargelegt. Welch ein Glück, daß ich mich daran erinnere! Welch ein Glück auch, daß ich erkannt habe! Daß ich der Vergnügungen überdrüssig geworden bin! Welch ein Glück, in die nektarkühle Brahman-Wonne des eigenen Selbst einzutreten!

Was ist dieses Ich? Was soll es? – Das will ich jetzt selbst den Bhārgava-Śukra fragen, der des höchsten Selbst gewahr ist.›

Indem er so an Śukra dachte, kam jener herbei. Feierlich begrüßt er [Bali] den Bhārgava, mit Fußehrung usw. Sowie sich nun der Guru gesetzt hatte, fragte ihn der König der Dämonen:

«Was bin ich? Was bist du? Warum gibt es diese Welten? Sage es mir schnell!»

Śukra sprach:

«Was braucht es da viele Worte? Höre ganz kurz das Wesentliche: Du bist absolutes Bewußtsein, ich bin absolutes Bewußtsein und die Welten sind absolutes Bewußtsein. Das ist alles.

Lasse dies deine Überzeugung sein und schaue mit entflammtem Verstand ganz von selbst, durch dich selbst das Selbst! Zum unendlichen Sein wirst du gelangen.»

Nach diesen Worten verschwand Śukra. Bali aber meditierte, indem er sich vergegenwärtigte: Alles ist nichts als absolutes Bewußtsein. Und so kamen bei ihm die illusionären Vorstellungen alle zur Ruhe. Jenseits von Meditierendem, Meditiertem und Meditieren, von Gemüt und Neigungen frei, wurde er wie eine luftlose Lampe und gelangte zum großen Sein. Nachdem er lange im Nirvikalpa-Samādhi verharrt hatte, stand er auf und kümmerte sich ordnungsgemäß um alle seine königlichen Pflichten.

Auf Ungemach und Wohlergehen schaut er mit völlig gleichem Auge. Sowohl im Glück als auch im Unglück geht seine Einsicht weder unter noch auf.

Wo immer sich das Gemüt wie ein Kind hineinbegibt, da hole man es wieder heraus und lenke es auf die Wahrheit hin. Läßt man dies zur Gewohnheit werden und setzt alles daran, den brunsttollen Elefanten des Gemüts festzubinden, erreicht man schließlich das höchste Heil.»

So lautet im Vāsiṣṭha-Saṃgraha das zwölfte Kapitel, *Die Geschichte von Bali*.

XIII
Die Geschichte von Prahlāda

Vasiṣṭha sprach:

«Im folgenden sollst du nun vom höchsten Weg, um zur Erkenntnis zu gelangen, hören, o Rāma: wie der Dämonenkönig Prahlāda durch sich selbst zur Vollendung gekommen ist.

Als Prahlāda sah, wie seine Dämonen von Hari [Gott Viṣṇu] geschlagen wurden, dachte er:

‹Um Hari beizukommen, gibt es gewiß nur Hari als Mittel!›

Er beschloß, bei ihm Zuflucht suchen zu wollen, und begann den Mādhava [Hari] in Gedanken mit allen hierzu erforderlichen Gegenständen zu verehren: mit vielen Edelsteinen und einer Menge von Gefäßen, mit Salben aus Sandelholz und dergleichen, mit Räucherwerk, Lampen, heiligen Gaben, mit mancherlei Reichtum und Schmuck. Und von da an waren in dieser [Prahlādas] Stadt die Dämonen alle mit Hingabe Viṣṇuverehrer. Denn der König ist es, der das Verhalten bestimmt.

Als die Götter dies vernahmen, fragten sie den auf einer Schlange[74] ruhenden Viṣṇu:

«Wie kommt das, o Erhabener! Die feindlichen Dämonen verehren dich! Ein armseliger Dämon von nichtiger Geburt – wie ist da eine auf Viṣṇu gerichtete Bhakti [verehrende, liebende Hingabe] nur möglich?»

Der Erhabene sprach:

«Seid nicht bestürzt, ihr Götter, daß Prahlāda nun Bhakti übt. Das hier ist seine letzte Geburt [sein letztes Leben], er ist der Befreiung würdig, ihr Feindebezwinger!

Ein Tugendbegabter wird tugendlos: das bezeichnet man als den unheilvollen Weg. Ein Tugendloser wird tugendbegabt: das nennt man den Weg, der zur Vollendung führt.»

Da wurden die Götter Prahlāda gegenüber freundlich gestimmt.

Obwohl Prahlāda jedoch in Denken, Tun und Rede Bhakti übte und so die Illusionen der Genüsse usw. aufgegeben hatte, fand er nicht zur Ruhe. Hari erkannte die Lage und begab sich in dessen Tempel. Als Prahlāda den Gott gewahrte, freute er sich über die Maßen. Er verehrte ihn mit doppelt flammender Verehrung und lobte ihn mit reichen Worten.

Der Erhabene sprach:

«Du darfst dir etwas wünschen, damit das Unglück der Wiedergeburt zur Ruhe kommt [aufhört].»

Prahlāda sprach:

«Weise mir das, o Gott, wovon du denkst, daß es das Beste sei!»

Der Erhabene sprach:

«Für den höchsten Gewinn, daß nämlich alle Täuschung aufhört, o Guter, sollst du, bis du zur Ruhe im Brahman gefunden, im Besitze prüfender Überlegung sein!»

Der Gott sagte es und verschwand. Und der Dämonenkönig beendete ordnungsgemäß die Verehrung, setzte sich dann nieder und begann, nach dem Selbst zu forschen:

‹Zunächst die Welt: das bin ich nicht. Denn, was außen ist, ist stumpf [unbeseelt]. Ich bin also auch nicht Körper, der für sich ebenfalls stumpf und vergänglich ist und sein Erscheinen dem Atemwind verdankt.

Ich bin nicht Laut, denn dieser wird von einem stumpfen, bloß eine ganz kurze Weile bestehenden Gehörgang hervorgebracht, ist von leerer Gestalt und leerem Dasein, er ist ebenfalls unbewußt.

Ich bin nicht Berührung, denn diese wird von einer im Nu vergänglichen Haut vermittelt, allenfalls auch nicht oder anders [falsch], und wird mit Hilfe des Aufmerkens wahrgenommen, sie ist ebenfalls unbewußt.

Ich bin nicht Form, denn diese ist vom Gesehenen und vom Sehen abhängig, welche vergänglich und augenblicklich dahin sind[75], und ist verschwunden, wenn der Sehende einzig ist[76], sie ist ebenfalls unbewußt.

Ich bin nicht Geschmack, denn dieser – nichtig wie er ist – wird durch eine unstete Zunge von unstetem [vergänglichem] Dasein erlangt, und kann sich, von Stoffen abhängig, kaum von der Stelle bewegen, er ist ebenfalls unbewußt.

Ich bin nicht Geruch, denn dieser wird von einer ebenfalls blindstumpfen [für sich gänzlich unbeseelten], vergänglichen Nase hervorgebracht, ist fein [ein unsichtbares Nichts] und ohne festen Halt, er ist ebenfalls unbewußt.

Ohne Mein [ohne Besitzergreifen] und ohne Denken, ruhig, ohne die Täuschungen der fünf Sinne, von reinem Bewußtsein bin ich, ohne Teil und Makel!

Nichts als von Wahrnehmbarem freies absolutes Bewußtsein bin ich, leuchtend, Innen und Außen durchdringend, bloß Seiendes ohne Teil und Makel!

Ja! Und so erinnere ich mich nun der ganzen Wahrheit! Das allgegenwärtige Selbst bin ich, das Licht des unterschiedslosen absoluten Bewußtseins.

Durch dieses Bewußtsein – die Lampe mit dem hellsten Licht – treten alle diese Dinge, von den Krügen und Gewändern bis hin zur Sonne, in Erscheinung.

Durch dieses Bewußtsein kommen hier die verschiedenartigen Wirkungsweisen der Sinne zum Vorschein, wie sich durch ein Feuer mit seiner Helle im Innern Mengen von Funken manifestieren.

Der ich in allen Dingen weile, der ich von Wahrnehmbarem freies absolutes Bewußtsein bin, mir, dem Bewußtsein der inneren Seele, gilt alle Verehrung!

Ich verneige mich vor dem Selbst in mir, das von selbst entstanden ist und von selbst sich selbst bestimmt!

Es steht still und doch verweilt es nicht, es geht und geht doch nicht, es ist ruhig und dennoch beschäftigt; es tut, und dennoch bleibt nichts an ihm haften.

Es allein soll stets gesucht, gepriesen und Gegenstand des Meditierens sein. Sich aus dem Wahn von Alter und Tod zu befreien, kann nur mit ihm gelingen!

Genüssen zu fröhnen, begehre ich nicht, aber auch nicht, sie zu meiden. Was kommt soll kommen, und gehen, was geht.

Wenn das Gemüt mit dem Gemüt beseitigt, ichlos geworden ist und die Imagination mit Imagination aufgehoben ist, dann bin ich einzig im Selbst verweilend.

Sieg dem alle heiligen Schriften Übersteigenden, Sieg dem von allen heiligen Schriften Gemeinten! Sieg dem Werden, Sieg dem Vergehen! Sieg dem, der einzig nach dem inneren Frieden strebt!›

So dachte und erkannte er und verharrte nun lange im Nirvikalpa-Samādhi.

Als er [Prahlāda] auf diese Weise zur Ruhe gefunden hatte, da kamen Hari folgende Gedanken:

‹Wenn der König der Dämonen zur Ruhe gelangt ist, dann werden die Götter, weil sie ohne Feinde sind, gewiß ebenfalls zur Ruhe kommen und zum höchsten, Befreiung genannten Sein eingehen. Wenn es aber keine Götter mehr gibt, sind Opfer, Askese und Zeremonien ohne Früchte [nutzlos geworden]. Und sind die heiligen Handlungen dann erloschen, werden Erde und Menschen auf den Untergang zugehen. Und zu guter Letzt wird niemand mehr am Saṃsāra hängen! Ich sehe nichts Gutes darin, wenn die Welt auf diese Weise zur Ruhe kommt [zu bestehen aufhört].›

So dachte er, weckte mit dem Gebrüll seines Muschelhorns den Dämonenkönig auf und sprach folgendes zu ihm:

«Sādhu [Guter]! Erinnere dich deiner Inkarnation! Bleibe du als Lebendbefreiter bei deinem Königtum und halte unverdrossen, bis das Weltzeitalter zu Ende ist, an diesem Körper fest!

Wenn diese und andere Vorstellungen: schwach, sehr unglücklich und unwissend zu sein, das Denken knechten, dann erscheint der Tod verlockend. Wenn einer, im Innern von den Fesseln der Wünsche gefesselt, durch das Gebaren eines unsteten Gemüts einmal hierhin und einmal dorthin getrieben wird, dann erscheint der Tod verlockend. [Jedoch:] *Wenn das Denken nicht mehr vom Ich bestimmt wird, wenn am Geist nichts mehr haften bleibt*[77] und man sich allen Dingen gegenüber gleich [indifferent] verhält, dann nimmt sich das Leben gut aus. Wenn man das hier [die Welt] wie ein unbeteiligter Zeuge anschaut, wobei das Denken innen kühl bleibt, frei von Liebe und Haß, dann nimmt sich das Leben gut aus.

Darum erhebe dich, Herr der Dämonen, der Thron ist dein Platz! Solange es den Götterberg, die Erde und die Sphären von Mond und Sonne gibt, solange sollst du König sein, o Guter, von allen wegen deiner unversehrten Tugenden gepriesen!»

Sowie der Lotusäugige dies gesagt hatte, verschwand er dort [in Prahlādas Tempel].»

Rāma sprach:

«Wie konnte das Gemüt des großen Prahlāda, das doch im höchsten Sein zur Vollendung gekommen war, von den Klängen des Muschelhorns wieder erwachen, o Erhabener?»

Vasiṣṭha sprach:

«Die Neigungen im Innern von Lebendbefreiten sind rein: sie sind wie geröstete Samen, es keimt aus ihnen keine Wiedergeburt mehr. Wenn der Körper aber noch da ist und jene im Innern vorhandenen Neigungen aus irgendeinem Grund allmählich von neuem erstarkt sind, dann können sie [die zu Lebzeiten Befreiten] selbst nach tausend Jahren wieder erwachen.»

So lautet im Vāsiṣṭha-Saṃgraha das dreizehnte Kapitel, *Die Geschichte von Prahlāda*.

XIV
Die Geschichte von Gādhi

Vāsiṣṭha sprach:

«Damit du die mannigfaltige Erscheinungsweise von Welt und Geburt [Existenz] besser verstehst, erzähle ich folgende Legende. Höre aufmerksam zu, o Guter!

Im Lande Kosala lebte einst ein tugendsamer Brahmane, den man als Gādhi kannte. Er steckte bis zum Hals im Wasser und übte dergestalt Askese. Da kam Hari [Gott Viṣṇu] herbei und sagte:

«Brahmane, steh auf! Du sollst erhalten, was du als Lohn begehrst!»

Gādhi sprach:

«Ich möchte die von dir hervorgebrachte göttliche Māyā [Zauberkraft] schauen, die als Saṃsāra in Erscheinung tritt und erstaunliche Dinge vollbringt.»

«Du wirst diese Māyā schauen», sagte Hari und verschwand.

Eines Tages begab sich Gādhi, weil er baden wollte, ins Wasser. Da sah er sich selbst, von den Angehörigen umgeben, tot in seinem Haus. Darauf brachten sie den Leichnam zur Verbrennungsstätte und äscherten ihn ein.

Nun sah er sich wieder, in einem Hūṇa-Dorf wohnend, im Hause von *Hundekochern*[77] geboren und mit einer Frau versehen, dann gealtert und vom Tod seiner Verwandten beraubt. Darauf verließ er, von Kummer erfüllt, sein Land, gelangte in die Stadt der Kīras und befand sich auf der Königstraße[78]. Nun erblickte er einen Elefanten, der sich – weil der König gestorben war – auf der Suche nach einem König hierhin und dorthin bewegte. Der Elefant ergriff ihn mit dem Rüssel und setzte ihn auf den Rücken. Da ertönten die Pauken. So wurde er also König der Kīras und hieß fortan Gavala. Acht Jahre lang regierte er, und die Minister schätzten ihn sehr.

Als er einst zufällig ohne den königlichen Schmuck außer Haus gegangen war, sah ihn ein *Hundekocher* und sagte:

«Was für ein Glück, alter Freund, dich wiederzusehen!»

Das hörten alle Minister und die Frauen an den Fenstern, und das Wissen, daß er ein *Hundekocher* war, löste große Bestürzung aus. Von da an berührten sie ihn nicht mehr, er war wie eine Leiche [in höchstem Maße unrein].

«In Anbetracht dessen, daß wir alle lange Zeit von einem *Hundekocher* verunreinigt wurden, können Sühnehandlungen uns nicht mehr reinigen. Wir wollen ins Feuer gehen!» beschlossen sie. Und alle gingen zusammen mit ihren Angehörigen ins Feuer.

Als der König sah, was für ein Unglück er über das Land gebracht hatte, zögerte er nicht, seinen Körper ebenfalls im Feuer als Opfer darzubringen.

In dem Augenblick erwachte Gādhi durch den Schock des Feuers aus seinem traumartigen Zustand.

‹Wer bin ich? Was sehe ich? Was tat ich, fürwahr!› – Mit einer Vielfalt solcher Fragen kam er aus dem Wasser hervor.

‹Der Menschen Gemüt wandert in endlosen Halluzinationen umher›, sinnierte er gerade, als ein mit ihm befreundeter Gast eintraf. Nachdem er diesem höflich sein Lager zum Sitzen angeboten hatte, fragte Gādhi den Brahmanen:

«Warum bist du so sehr abgemagert, Brahmane, warum bist du so erschöpft?»

Der Gast sprach:

«Ich lebte einen Monat bei den Kīras. Dabei erfuhr ich folgende Geschichte:

‹Hier war›, so erzählte man mir, o Brahmane, ‹ein *Hundekocher* acht Jahre lang König. Als er schließlich entlarvt war, ging er sogleich ins Feuer. Aus dem gleichen Grund gingen Hunderte von Brahmanen ins Feuer.›

Sowie ich das hörte, eilte ich von dort weg und begann mit Sühnehandlungen.[79] Zum ordnungsgemäßen Fastenbrechen am Ende des *Mondfastens*[80] kam ich sodann hierher. Vom Fasten bin ich erschöpft, wegen nichts anderem.»

Als er solches aus dem Munde des Brahmanen vernommen hatte, dachte Gādhi, der sich vor Staunen kaum fassen konnte:

‹Das ist ja meine Geschichte!›

Nun machte er sich auf, um das Hūṇa-Land zu besuchen. Dort angelangt, erblickte er sein *Hundekocher*-Haus, das noch wie früher war. Er kam sodann in das Land der Kīras und sah, was er selber bereits schon gesehen hatte. Kopfschüttelnd vor Verwunderung rätselte er über das seltsame Tun des Schöpfergottes.

In der Höhle[81] eines Berges übte Gādhi nun wiederum sehr strenge Askese. Und wieder kam, durch die Askese günstig gestimmt, der Diskusträger [Gott Viṣṇu] herbei und sprach:

«Meine Māyā [Zauberkraft] hast du geschaut, was begehrst du noch?»

Gādhi sprach:

«Ihr eigentliches Geheimnis verstehe ich noch nicht. Wie ist es möglich, daß eine Täuschung wahr wurde?»

Der Erhabene sprach:

«Die Erde usw. befindet sich stets nur im Gemüt, o Brahmane, und niemals außerhalb! Wegen eines Traumes, einer geistigen Verwirrung, eines Rauschzustandes usw. wird sie von allen wahrgenommen. Wenn nun dieses Gemüt, welches eine unendliche Menge von Welten in sich birgt, einem vorgibt, ein *Hundekocher* zu sein, was ist da schon Erstaunliches dabei?

Wie du deines Seins als *Hundekocher* aufgrund eines Blendwerks gewahr wurdest, genau so stellte sich auch der Gast ein: du hast eine Täuschung wahrgenommen. Und so bist du auch an den Ort des Hūṇas gelangt und hast dort dein früheres Haus erblickt; und so hast du dich auch – infolge einer Spiegelung – bei den Kīras als König gesehen.

Irgendwann wird ein gewissermaßen einziges Phantasiegebilde für viele gültig. Und nach genau dem [einem solchen Phantasiegebilde entsprechenden] Bild ist auch der damalige *Hundekocher* entstanden, König geworden und darauf ins Feuer gegangen. Das alles geschah – weil es mit dir zusammenhing – einzig und allein in deinem Gemüt!

Weil dein Erkennen noch unvollkommen ist, bist du nicht imstande, die Täuschung des Gemüts abzuwehren. Darum wirst du davon augenblicklich in Besitz genommen. Mache dich auf und übe Askese, dann wirst du zu vollem Erkennen gelangen!»

Und nun übte Gādhi dort zehn Jahre lang Askese, wobei er seine Vorstellungen alle aufgab. Dadurch kam er zum Erkennen des wahren Selbst. Er wurde ein Lebendbefreiter und war von aller Sorge befreit.

So also verhält es sich, o Rāma, mit dieser immensen, kaum zu verstehenden, große Verwirrung hervorrufenden, schrecklichen göttlichen Māyā [Zauberkraft].

Man mag sich noch so bemühen, die große Krankheit des Saṃsāra läßt nicht nach, es sei denn, durch die höchste Arznei, die einzig darin besteht, dem Gemüt zu unterwerfen.

Das Gemüt kommt zum Nichtgemütsein [hebt sich selber auf], wenn es sich weder Vergangenem noch Zukünftigem, sondern nur noch Gegenwärtigem zuneigt, wie es durch die Ordnung[82] und durch die Außenwahrnehmung unmittelbar gegeben ist.

Dasjenige Bewußtsein, das vom Gemüt gefärbt wird[83], bezeichnet man als das Bewußtsein der inneren Seele. Dieses ist an sich frei von Gemüt, es gibt bei ihm keine Trübung durch illusionäre Vorstellungen.

Lege es ab, das Gemüt, woran nur Makel zu erkennen ist – du, dessen ganzer Reichtum in Makellosigkeit besteht – entferne sie vollständig, die Fessel der Wünsche, und richte dich einzig auf das bloße Bewußtsein aus! Dann verschwindet die geistige Verwirrung, welche die Illusion eines Saṃsāra erstehen läßt.

Dadurch, daß man im Nichtselbst das Selbst vermeint, daß man sich einbildet: ‹Das ist mein›, daß man das Ich an die Spitze stellt, dadurch wird das Gemüt groß aufgebläht.

Dadurch, daß man zwischen dem, was zu meiden, und dem, was anzueignen sei, unterscheidet, daß man sich auf den Saṃsāra einläßt, daß man sich von Gefühlen binden läßt, daß man Besitz erwirbt, dadurch wird das Gemüt groß aufgebläht.

Wie Uddālaka sollst du die fünf Elemente stets von neuem abgeschnitten und zerstoben sein lassen und im Innern, o Fester [Standhafter], mit festem Geist [unbeirrt] überlegen [deinem wahren Selbst nachforschen].»

So lautet im Vāsiṣṭha-Saṃgraha das vierzehnte Kapitel, *Die Geschichte von Gādhi*.

XV
Die Geschichte von Uddālaka

Rāma sprach:

«Wie hat, o Erhabener, Uddālaka im Innern überlegt?»

Vasiṣṭha sprach:

Uddālaka, ein Asket, dessen Einsicht noch gering war, begann zu überlegen. Dann, nach und nach, mit Askese, mit den Wahrheiten der Schriften, mit inneren und äußeren Observanzen[84], kam das kritische Unterscheidungsvermögen zu ihm, und er dachte folgendes:

‹Was ist wohl jenes Vorzüglichste, das es zu erlangen gilt? Über dessen Ende man nie wird trauern müssen? – Wann werde ich im höchsten, reinen [heiligen], von Denken freien Sein durch Nirvikalpa-Samādhi [unterschiedslose Geistessammlung] endlich zur Ruhe kommen?›

Dem allein galt nun seine Sorge, und er begann mit der Übung der Meditation. Weil aber das Gemüt, das sich wie ein unsteter Affe benahm, von der Sinnenwelt angezogen wurde, konnte er das glückselige Verharren im Samādhi nicht erreichen. Bald sah er ein großes Licht, wie eine Sonne, die aufgegangen ist, bald war es einzig nur leerer Raum, bald undurchdringliche Finsternis.

Als sein Gemüt derart in Unordnung war und er aus den wirren Meditationszuständen nicht herausfand, ließ er sich eines Tages irgendwo in der Bergwildnis auf seinen Sitz[85] nieder, wie ein Buddha [Erwachter, einer, der erkannt hat] in festgefügtem Lotussitz, Gesicht nach Norden, und stellte um des Nirvikalpa-Samādhi willen folgende Überlegungen an:

‹Du dummes Gemüt, was hat es für einen Sinn, sich immer wieder an den Saṃsāra zu verlieren? Du kannst dich in eine Erdspalte begeben oder in die Himmelswelt Brahmās, du wirst doch keine Glückseligkeit finden ohne den Nektar des Ruhigwerdens!

Du sollst nicht, was sinnloses Unterfangen mit sich bringt, o Törichtes, Ohr [Hören] werden wegen eines Lauten folgenden Verstandes und wie eine Gazelle [86] dem Verderben entgegeneilen!

Du sollst nicht wegen des Verlangens nach Berührung Haut [Tasten] werden, Törichtes, und in die Falle[87] gehen wie ein Elefantenbulle, der sich von einem Elefantenweibchen locken läßt!

Du sollst nicht Zunge [Schmecken] werden aus Gier, o Blindes, und den Untergang derer erleiden, welchen die Speise übel bekommt, wie ein Fisch, der sich vom Happen an der Angel locken läßt!

Du sollst nicht das Wesen des Auges annehmen, welches nach zahllosen Erscheinungen von Frauen usw. verlangt, und versengt werden, du Einfältiges, wie eine Motte, die sich von lieblichem Lichtschein locken läßt!

Du sollst dich nicht auf den Pfad der Nase begeben und wegen des Verlangens nach Wohlgerüchen in der Lotusblüte des Körpers wie eine Biene eingeschlossen werden!

Die Gazelle, die Biene, die Motte, der Elefant und der Fisch sind je für sich schon zugrunde gegangen. Wie könnte da einer glücklich werden, du Törichtes, wenn er gleich mit allen diesen Übeln behaftet ist?

Wozu soll ich eigentlich deine Anweisungen befolgen? Für einen Menschen, der zu überlegen begonnen hat, bist du, Gemüt, mitnichten ohne Fehl!

Für das Prinzip des unendlichen Selbst ist das Dasein des begrenzten Gemüts winzig klein; es findet darin sowenig Platz wie ein Elefant in einer Bilva-Frucht.

Von der großen Zehe bis zum Kopf habe ich minutiös nachgeforscht und kein Ich gefunden. Was ist es denn, das als Ich besteht?

Das hier ist Fleisch und das ist Blut, das sind die Knochen im Körper und das sind die Atemwinde – was aber besteht als dieses Ich?

Das hier ist die Nase und das ist die Zunge, das ist die Haut und das sind die Ohren, das ist das Auge und das die Bewegung – was aber besteht als dieses Ich?

Nur ich bin hier überall, doch bin ich hier nicht das geringste!

Das allein ist die Betrachtungsweise, die den wahren Sachverhalt trifft, man kann es nicht anders sehen.

Lange habe ich mir von diesem Schuft, dem Nichterkennen, eingeben lassen, ein Ich zu sein. Ein zweites Mal gehe ich ihm nicht ins Garn, ihm, der einen des Reichtums der wahren eigenen Natur beraubt!

Auch ohne Neigungen, ganz von selbst sind die Sinne, das Auge usw., nach außen auf ihr Objekt gerichtet. Neigungen sind hierbei keine als Ursache im Spiel. Darum sind die Sinne unintelligent [etwas rein Mechanisches]. So gebe ich denn die innewohnenden Neigungen auf, rode den Wald des Gemüts, worin die Bäume die Vorstellungen und die Lianen der Durst sind, erhalte ein weites Gefilde und ergehe mich, wie mir beliebt.›

Nachdem der Asket so beschlossen hatte, intonierte er, die Augen halb geöffnet, die heilige Silbe OM und übte Prāṇāyāma [Atembeherrschung].

Er brachte den Körper in eine sichere Stellung, band die fünf Sinne fest und lenkte in Gedanken [meditierend] das wie eine Biene unruhige Gemüt nach innen. Machtvoll hielt er es auf, wie ein Damm dahinschießendes Wasser.

Zu Beginn besänftigte er die Eile des aus- und einströmenden Atems. Sorgfältig trennte er hernach die Sinne von den Sinnesobjekten. Festen Geistes [entschlossen] gab er die Außenkontakte restlos auf und besaß nun im Raume des Herzens [in seinem Innern] ein Gemüt, das sich hatte bändigen lassen. Dann beseitigte er die vielen verschiedenen Gedanken, die zur Erscheinung kamen. Wie ein Held im Kampf mit dem Schwert seine Feinde, so vernichtete er wieder und wieder mit dem Gemüt die Erscheinungen, die da kamen, wie sie wollten. Als die Feinde, die Menge wechselnder Gedanken [oder Vorstellungen] beseitigt waren, erblickte er in seinem Innern das Nichterkennen und rottete auch dieses mit der Sonne des Erkennens vollständig aus.

Sowie die Finsternis gewichen war, sah er eine Menge von schönem Licht. Als nun auch dieses beseitigt war, gelangte er zum Schlaf und beseitigte diesen ebenfalls. Nach dem Verschwinden des Schlafs stellte sich bei ihm ein Bewußtsein von leerem Raum [von bloßer

Leere] ein. Als das Bewußtsein von leerem Raum überwunden war, wurde sein Gemüt verwirrt. Auch diese Verwirrung des Gemüts wischte der Edle fort. Darauf ging das von Licht, Finsternis, Schlaf, leerem Raum usw. entblößte Gemüt in einen Zustand über, der nicht mehr benennbar ist, und ruhte einen Augenblick. Nachdem es kurz geruht hatte, stürzte es förmlich in ein Bewußtsein, das sämtliche Erscheinungen in sich enthielt [in ein Allbewußtsein].

Dadurch, daß das Gemüt die Aufmerksamkeit lange auf sein eigenes Bewußtsein richtete und davon kostete, wurde es – wie im Gold-Ring-Beispiel[88] – zum reinen absoluten Bewußtsein: das Gemüt *[citta]* gab nun sein Gemütsein *[cittatva]* auf und wurde zum absoluten Bewußtseinsprinzip *[cittatva]*[89]. [Mit anderen Worten:] Reines absolutes Bewußtsein *[cit]* gelangte, nachdem es das Bewußte [alles Wahrnehmbare] aufgegeben hatte, zur Identität mit dem absoluten Bewußtsein *[cit]*, wie ein Meer, das alle Verschiedenheiten wie Wellen usw. abgelegt hat, zur Identität mit dem bloßen Wasser gelangt, weil es als mit ihm eins aufzufassen ist.

Da wurde er [Uddālaka], der zur Erkenntnis gekommen war, reiner absoluter Bewußtseinsraum und gewann damit jene Glückseligkeit, die ohne Wahrnehmbares und Wahrnehmen besteht. Die Natur seines Selbst war mit dem bloßen Sein [wörtl. Seiendsein] identisch, er war ein Ozean von Glückseligkeit geworden.

Damit hatte der Brahmane die Stufe eines zu Lebzeiten Befreiten erreicht. Und Uddālaka ließ nun für sechs Monate selbst das Land des glücklichen Erfolgs[90] weit hinter sich. Und wenn er später in Meditation versunken war, erwachte er bald nach einem Tag, bald nach einem Monat, bald nach einem Jahr oder einer Menge von Jahren. Dadurch, daß er sich immer wieder an nichts anderes als das Prinzip des absoluten Bewußtseins hingab, wurde er selber zum großen absoluten Bewußtsein; und nachdem er lange die Identität mit dem absoluten Bewußtsein geübt hatte, gelangte er zur Identität mit dem bloßen Sein.

Rāma sprach:

« ‹Identität mit dem bloßen Sein› wurde gesagt. Was hat man darunter genau zu verstehen? Wodurch tritt dies ein?»

Vasiṣṭha sprach:

«Wenn das Gemüt nach ununterbrochener Vergegenwärtigung [Imagination] seines Vergehens auch tatsächlich verschwindet, dann besteht für das Gemüt, dessen wahre Natur mit dem absoluten Bewußtsein identisch ist, Identität mit dem bloßen Sein [völlige Übereinstimmung mit der wahren Wirklichkeit]. [Oder anders:] Wenn das Gemüt sich in einem Zustand befindet, wo es all das hier, das aus Innerem und Äußerem bestehende Etwas, verneint [nicht mehr als wirklich anerkennt], dann besteht Identität mit dem bloßen Sein. Da mag einer pflichtvergessen sein, wenn er im Samādhi weilt, tritt dies bei ihm ein, o Guter!

[Zurück zu Uddālaka]

Nachdem Uddālaka diese Wegspur [höchste Wirklichkeit], die alle Furcht vernichtet, gewonnen hatte, wohnte er nach Belieben im Hause der Welt. Dann, nach langer Zeit, erwuchs ihm der feste Wille, den Körper abzulegen und ein Körperlosbefreiter zu sein. Er ließ sich im Lotussitz nieder und schloß die Augen. Als er mit dem Versperren des Afters die neun Tore des Gemüts zugetan[91], den Atemwind gestoppt und sich auf das reine absolute Bewußtsein konzentriert hatte, übte er wahrnehmungslose Wahrnehmung und erwarb auf diese Weise Identität mit dem absoluten Bewußtsein. Als Folge dieser Übung erfuhr er die höchste Regung der Glückseligkeit *[ānanda]* im Innern. Er kostete davon und kam zur allestragenden, unendlichen Identität mit dem bloßen Sein [*sat-tā*, wörtl. Seiend-sein], welche die Identität mit dem absoluten Bewußtsein *[cit]* einbegreift. Hier nun verweilend, mit ewig gleichem Genuß, gelangte er zu höchster Ruhe. Und langsam erlosch er im eigenen Sein, im makellosen Selbst; von allen Bedingungen [wie Zeit und Raum] befreit, nahm er das Wesen des Brahman an.»

So lautet im Vāsiṣṭha-Saṃgraha das fünfzehnte Kapitel, *Die Geschichte von Uddālaka*.

XVI
Die Geschichte von Suraghu

Rāma sprach:

«Erhabener, der du des Vergangenen und Zukünftigen mächtig [kundig] bist, da ist nun einer zum Samādhi und wie ein Erwachter [einer, der erkannt hat] zur Ruhe gekommen und führt dennoch ein gewöhnliches Leben. Ein anderer aber hat sich in die Einöde zurückgezogen und obliegt einzig nur dem Samādhi. Sage mir, Erhabener, welcher der beiden ist der Bessere?»

Vasiṣṭha sprach:

«Als Samādhi bezeichnet man einen Zustand der Kühle, der im Innern desjenigen eintritt, der sieht, daß dieses Zusammenspiel der Guṇas [d. h. die Person] nicht das Selbst darstellt. Innerlich kühl, weil er genau weiß, daß er mit keinen Dingen, die wahrnehmbar sind, verbunden ist, führt einer ein gewöhnliches Leben, gibt sich ein anderer nur der Meditation hin. Wenn sie innen wirklich kühl sind, dann sind sie beide, o Rāma, völlig gleich. Beide haben sie gewiß genau gleich jenes Sein erreicht, wo es keine Probleme mehr gibt. Denn ein Gemüt, das nur noch sehr feine [unbedeutende] Neigungen besitzt, ist selbst als Handelndes nichthandelnd, wie ein Geistesabwesender beim Hören einer Geschichte[92]. Hingegen ist dasjenige Gemüt, dessen Neigungen sehr dicht sind, selbst als Nichthandelndes noch handelnd, wie in jener Traumsituation, wo einer in ein Loch stürzt, obwohl sich der Körper überhaupt nicht bewegt.

Wer in sich nur am Selbst Gefallen findet, während er mit den Tatvermögen[93] Handlungen vollbringt, und darum weder der Begeisterung noch dem Kummer noch sonst dergleichen unterliegt, den nennt man einen «Gesammelten» [der in «Sammlung», im Samādhi, weilt]. Wenn einer alle Wesen wie das Selbst und die größten Besitztümer wie nichtige Erdklumpen sieht – von Natur und nicht aus Not –, dann *sieht* er [dann unterliegt er keiner Täuschung mehr].

Dazu ist die folgende Geschichte von Suraghu überliefert:

Es war einmal ein mächtiger Kirāta-Fürst namens Suraghu. Dieser regierte mit Strafen und Belohnen, und weil ihm hieraus Glück und Unglück erwuchs, schwankte sein Gemüt wie eine Schaukel hin und her. Da kam eines Tages der Weise Māṇḍavya herbei, und an diesen wandte er sich nun, nachdem er ihn der Regel gemäß und mit großer Ehrerbietung feierlich begrüßt hatte:

«Löse mir ein Problem, o Herr! Wenn ich strafe und belohne, entstehen lästige Gedanken, die sich um die Person meines Untergebenen drehen, und haben mich völlig im Griff. Wie kann ich gleichmütig werden?»

Māṇḍavya sprach:

«Nur vom eigenen Überlegen [vom eigenen Forschen nach dem Wirklichen] kommt das Übel des Gemüts im Innern schnell zur Ruhe. ‹Was bin ich? Wie ist das hier entstanden und was ist es? Wie kommt es zu Tod und Geburt?› Wenn du dem nachgehst, wirst du deine wahre Natur genau erkennen, und dann wird auch das Gemüt sein Wesen aufgeben und für dich ganz leicht zur Ruhe gelangen.

Solange nicht alles aufgegeben ist, solange wird man das Selbst nicht finden. Um des Selbst gewahr zu werden, gebe man darum alles auf!»

So sagte der Weise und ging von dannen. Und der König dachte nun selbst:

‹Der bloße Körper, der ja unbewußt ist, die Hände und Füße usw., das bin ich nicht. Ich bin auch nicht die Tatvermögen, und die Tatvermögen sind nicht mein. Und auch die Wahrnehmungsvermögen[94] bin ich nicht, welche stumpf [für sich unbewußt] und darum ebenfalls von nichtseiendem Wesen sind [keine eigenständige Wirklichkeit besitzen]. So bin ich also weder Körper noch sonst dergleichen. Ich will sehen, was übrigbleibt: Der Rest weist keinerlei Unterschiede mehr auf – ich bin das vollkommen reine absolute Bewußtsein, das sich in allen Dingen befindet, das feine [transzendente], das weder Werden noch Vergehen kennt! Dieses erhabene Selbst weilt in allen Wesen, wie die Schnur in den Perlen.›

Mit entschlossenem Einsatz des kritischen Unterscheidungsvermögens erlangte der Kirāta-Fürst auf diese Weise das absolut höchste Sein, wie einst der Weise Viśvāmitra seine Brahmanenwürde[95].

Nun gab es da einen Perserkönig namens Parigha. Der war, o Rāma, Suraghus bester Freund. Als einst eine Hungersnot ausbrach, verließ er das Königtum und begab sich in die Wildnis. Er ernährte sich von dürren Blättern, man kannte ihn darum als Parṇāda [den «Blätteresser»]. Dann, nach tausend Jahren harter Askese, kam er dank seiner asketischen Übung zum Erkennen, welches sich mit der Klarheit des Selbst eingestellt hatte.

Eines Tages nun gelangte er zum Haus jenes Kirāta-Fürsten, und die beiden alten Freunde hatten folgendes Gespräch miteinander.

Parigha sprach:

«Dies Erkennen, das du erlangt hast, habe auch ich erlangt, o Guter! Ist es etwa nicht so, o edler König, daß du deine Geschäfte bloß als Geschäfte[96] führst, mit einem gleichen [unparteiischen], sehr klaren und tiefen Blick? Und du versinkst nicht in Genüssen, die nur im Augenblick ihres Auftretens ergötzlich sind, sondern der Ruhe, dem Heil, dem Samādhi gilt dein eigentliches Interesse?»

Suraghu sprach:

«Diejenigen, deren Gemüt erwacht ist, können selbst dann, wenn sie in der Welt Handlungen vollbringen, an Das [das Absolute], dessen alleinige Wahrheit das Selbst ist, hingegeben sein und stets in wirklichem Samādhi verweilen. Denn mit dem Wort Samādhi meint man die Erkenntnis der Wahrheit, o Erhabener, ein Feuer für das ganze Stroh der Wünsche, und nicht ein Verharren in Schweigen! Mit dem Wort Samādhi meint man jenen vollkommenen Zustand des Gemüts, der unerschütterlich und ohne Ich ist, der auf Gegensätze nicht mehr reagiert, der ohne lästige Gedanken und ohne Wünsche ist und keine Dinge kennt, die zu meiden oder für sich zu gewinnen sind.»

Parigha sprach:

«O König, gewiß, du bist erwacht, du bist zu Dessen [des Absoluten] Sein gelangt! Kühl ist dein Inneres, und die Verwirrung des Ich ist von dir gewichen.»

Suraghu und Parigha, die beide so [wie im Falle von Suraghu

geschildert] das Was und Wie der Welt überlegt [reflektiert, analysiert] hatten, grüßten sich ehrerbietig und gingen alsdann zufrieden ihren Beschäftigungen nach.

Wer sich stets mit dem, was das höchste Selbst angeht, befaßt, sich stets nach innen richtet und seine Aufmerksamkeit stets auf das absolute Bewußtsein gerichtet hat, *den* Glücklichen plagt kein Kummer mehr.

An einem Ort, in einer Wüste, wo es den früchtereichen, kühlschattigen Baum der guten [heiligen] Leute nirgends gibt, da wohnt der Kluge, der sich auskennt, nicht.

Weder Reichtümer noch Freunde, weder Schriften noch Angehörige helfen den Menschen, wenn es darum geht, das versunkene eigene Selbst zu heben.

Das Selbst braucht bloß mit dem Gemüt, dem Freund und steten Hausgenossen, zusammen ein wenig zu überlegen – und schon ist es gehoben [herausgezogen, gerettet].

Wenn Gemüt und Ich vergehen, erhebt sich die im Innern aller Wesen vorhandene höchste Glückseligkeit, die Erscheinungsform des höchsten Herrn. Sie, die mit Vollendung des Yoga von selbst ihre physische Basis, die Suṣumṇā, zur Erscheinung bringt, ist Worten, o Rāma, unzugänglich. Nur da im Innern wird sie erfahren!»

So lautet im Vāsiṣṭha-Saṃgraha das sechzehnte Kapitel, *Die Geschichte von Suraghu*.

XVII
Über das Verschwinden des Gemüts

Vasiṣṭha sprach:

«Wenn einer das Gemüt nicht mit dem Gemüt beseitigt und darum das Selbst nicht schaut, geht das Unglück der Welt nicht unter. Ist das Gemüt aber beseitigt, nimmt er nur noch dasjenige wahr, dessen Wesen Glückseligkeit ist.

Vernimm dazu das Gespräch der beiden Freunde Bhāsa und Vilāsa.

[Bhāsa und Vilāsa]

Vor alters lebten auf dem Sahya-Berg zwei Asketen. Sie waren miteinander gut befreundet, und beide hatten sie einen Sohn, Vilāsa und Bhāsa mit Namen; in ihrem Gemüt glichen sich diese sehr. Als sie [die beiden Söhne] sahen, daß ihre Väter tot waren, wehklagten sie und verbrachten alsdann ihre Zeit getrennt mit Askese. Da begegneten sie sich eines Tages wieder und redeten folgendes miteinander.

Vilāsa sprach:

«Sag, wo hast du deine Zeit verbracht? Hat sich die Askese für dich gelohnt? Bist du zufrieden? Geht es dir gut?»

Bhāsa sprach:

«Wie kann es uns bloß gut gehen, solange wir hier im Saṃsāra sind! Wie kann es uns bloß gut gehen, solange wir das, was zu erkennen ist, nicht gefunden haben, solange das Gemüt nicht aufgehört hat zu existieren und der Saṃsāra nicht überwunden ist? Wie kann es uns bloß gut gehen, solange die Erkenntnis noch nicht aufgegangen ist?»

Indem sie sich gegenseitig auf diese Art und Weise nach dem Wohlbefinden erkundigten, kamen sie schließlich zu makellosem Erkennen und erlangten die Befreiung.

Darum sage ich, o Tüchtiger, daß es bei einem Gemüt, das vom Haftenbleiben gebunden ist, keinen anderen Weg als das Erkennen gibt, um dem Saṃsāra zu entfliehen. Ein nichthaftenbleibendes, makelloses Gemüt ist ganz klar befreit, auch wenn es sich im Saṃsāra befindet. Doch ein haftenbleibendes, und mag es sich noch so lange kasteit haben, ist völlig gebunden.»

Rāma sprach:

«Was hat man unter Haftenbleiben zu verstehen, o Erhabener? Was ist das für ein Haftenbleiben, das die Menschen bindet? Und von welchem Haftenbleiben sagt man, daß es zur Befreiung führt?»

Vasiṣṭha sprach:

«Stützt man sich bloß auf den Körper [die Person als Körperwesen], weil die Imagination [eine falsche Identifikation mit dem Körper] bewirkt, daß man es grundsätzlich bleiben läßt, zwischen Körper [Person] und Inhaber des Körpers [der Person] zu unterscheiden, so bezeichnet man das als ein Haftenbleiben, welches geeignet ist, einen zu binden [an den Saṃsāra zu ketten]. Im Körper [in der Person] eines Lebendbefreiten, sollst du jedoch wissen, befindet sich ein Zustand des Nichthaftenbleibens, der sich folgendermaßen ausdrücken läßt: ‹All das hier ist ausnahmslos das Selbst. Wozu also soll ich begehren? Wozu soll ich etwas fahrenlassen?› – Wer weder das Nichttun [ein nur kontemplatives Leben] will noch vom Tun nicht lassen kann, völlig gleichmütig ist und es aufgegeben hat, nach Früchten zu schielen, der gilt als einer, der nicht haftenbleibt. Vom Nichthaftenbleiben wird eine jede der verschiedenartig auftretenden Verhaltensweisen kuriert [unschädlich gemacht] und läßt das Heil in Erfüllung gehen.

Wenn die Wesen ohne Ende – wie Wellen im wogenden Meer – stets von neuem entstehen und vergehen, so ist das eine Erscheinung des Haftenbleibens.

Man nennt zwei Arten von Haftenbleiben, o Rāma: ein löbliches *[vandya]* und ein vergebliches *[vandhya]*. Das vergebliche ist stets den Unwissenden, das löbliche den Kennern der Wahrheit eigen:

Wenn das Haftenbleiben ohne Erkenntnis der Wahrheit des Selbst geschieht, von Objekten, dem Körper usw., bedingt wird und zu erneutem Dasein im Saṃmsāra führt, so nennt man dieses feste Haftenbleiben das vergebliche [oder unnütze]. Wenn das Haftenbleiben aber dank Erkenntnis der Wahrheit des Selbst von echtem kritischem Unterscheidungsvermögen bedingt wird, so nennt man es das lobenswerte; es führt zu keinem erneuten Dasein im Saṃsāra.

Von den Hütern der Welt, Gott Brahmā usw., sagt man, sie seien nur mit löblichem Haftenbleiben versehen.

Ein Wissender soll jederzeit in einer jeden gesellschaftlichen Norm mit jedermann zusammen leben und alle seine Aufgaben erfüllen können und gleichwohl das Gemüt hier [in der Welt] weder an Verhaltensweisen noch an Gedanken noch an Objekten haften lassen.

Sobald das Gemüt einzig im absoluten Bewußtsein zur Ruhe findet, wendet es sich, als wäre ihm alles gleichgültig, dem Genuß des Selbst zu, der auf etwas beruht, vor welchem das Wahrnehmbare ein Irgendetwas ist [welches alle Dinge der Welt zu einem irrealen Nichts verblassen läßt]. Die dort [im absoluten Bewußtsein] weilende Seele, die das Haftenbleiben verloren und ihr Seelesein [ihre Natur als im Saṃsāra wandernde Monade] aufgegeben hat, soll eine jegliche Tätigkeit, die es hier gibt, nicht tun oder auch tun. Oder aber die Seele, die nunmehr nichts anderes als ruhiges absolutes Bewußtsein ist, mag auch das, den Teil des Wahrnehmbaren [die Welt der Objekte], aufgeben und – vollständig zur Ruhe gekommen [oder erloschen] – wie ein leuchtendes Juwel im Selbst verweilen.

Wenn jener Zustand tiefen [traumlosen] Schlafes durch beständiges Üben zur Vollendung gekommen ist, nennen ihn die, welche die Wahrheit kennen, das *Vierte* [den vierten Bewußtseinszustand]. In diesem vierten Zustand erlangt man ein Dasein, das der Vergänglichkeit enthoben ist, und befindet sich, wie dies dem völligen Einswerden mit der Glückseligkeit eigen ist, auf einer Stufe, wo es auch die Glückseligkeit nicht mehr gibt. Hat der Yogin nun ebenso den Abschnitt der *großen* Glückseligkeit, wo es auch die Glückseligkeit nicht mehr gibt, überschritten, befindet er sich auf einer Stufe jenseits des *Vierten* und wird Befreiter genannt.

Der Zustand des tiefen [traumlosen] Schlafes wird dem zuteil, der die glückhafte Erfahrung bei der Verbindung [Verschmelzung] des Wahrnehmbaren mit dem Wahrnehmen zu Hilfe nimmt.[97]

Die Befreiung gibt es weder über dem Luftraum [im Himmel] noch in der Unterwelt noch auf der Erde. Als Befreiung gilt, wenn alle Wünsche vollkommen versiegen und so auch das Gemüt verschwindet. Selbst wenn sich der Gedanke: ‹Ich möchte befreit sein›, einstellt, hat sich bereits schon das Gemüt erhoben. Und hat sich das Gemüt aus dem Denken [Wunschdenken] erhoben, ist das auf dem Saṃsāra beruhende Gebundensein sehr zäh und dauerhaft. Wenn aber das Selbst alles übersteigt oder [beziehungsweise] als allgestaltiges allgegenwärtig ist, was bedeuten dann Gebundensein und Befreiung noch? – Du sollst das Denken [Wunschdenken] entwurzeln [vollständig ausrotten]. Wer der Gefahr der üblen Gegensätze [z. B. Gebundensein und Befreiung] entronnen ist, hat den Ozean des Saṃsāra überwunden.

Demjenigen, der zur höchsten Ruhe gelangt ist, der das unerreichbare Sein erreicht hat, der mit klarem Unterscheidungsvermögen das erkennende Bewußtsein als vom Körper [von der Person] verschieden zu erblicken vermag, dem kann man die Glieder abschneiden und hat doch überhaupt nichts abgeschnitten. Zucker wird als süß empfunden, auch mit Brennen und Schneiden kann man ihn nicht anders machen. Hinsichtlich seines Wesens ergibt sich beim Selbst das gleiche.

Eine Frau, die für einen anderen leidenschaftliche Gefühle hegt, schmeckt in sich – auch wenn sie sich ganz der Hausarbeit widmet – bloß dieses Elixier ihrer neuen Verbindung. Genau so schmeckt der Standhafte, der im reinen höchsten Prinzip zur Ruhe gekommen ist, nur dieses eine im Innern, auch wenn er außen beschäftigt ist. Er schaut nicht nach dem Zukünftigen, verharrt nicht im Gegenwärtigen, denkt nicht an das, was vergangen ist, und tut bloß alles. Bei einem Bhakta [Gottesverehrer] läßt er sich von Bhakti [Gottesverehrung] leiten, bei einem Schelm gibt er sich wie ein Schelm, ein Kind unter Kindern, unter Greisen ein Greis, unter Standhaften mit Standhaftigkeit versehen. Bei jugendlichem Treiben ist er jung – und bekümmert, wenn Leute bekümmert sind.

Das Licht der Sonne mag plötzlich kühl sein, die Scheibe des Mondes glühend heiß, und das Feuer aufs Mal nach unten streben, den zu Lebzeiten Befreiten wird das nicht verwundern. Weil er denkt, daß dies im Wesen des absoluten Bewußtseins liegende Kräfte seien, welche sich hier dergestalt äußerten, können selbst Mengen seltsamer Dinge bei ihm keine Neugierde wecken.

Wie die Bewegung des Wassers bewirkt, daß man, vom Wasser verschieden, einen runden Wirbel erblickt, so bewirkt dies auch die Bewegung des Gemüts im Falle der Welt.»

Rāma sprach:

«Was bringt das Gemüt in Bewegung? Oder, was verhindert, daß es sich bewegt? Sage mir das, o Brahmane, damit es [das Gemüt] geheilt[98] werden kann!»

Vasiṣṭha sprach:

«Es gibt zwei Wege, das Gemüt zu beseitigen: Yoga [Praxis] und Jñāna [Gnosis, Erkennen], o Rāma. Yoga meint die Aufhebung seiner [des Gemüts] Seinsweisen [oder Funktionsweisen][99], Jñāna bedeutet richtiges Schauen.

Das Gemüt sei die Bewegung des Atems, sagen diejenigen, die mit den Lehren vertraut sind. Ist diese aufgehoben, so ist gewiß auch das Gemüt zur Ruhe gelangt [stillgelegt, erloschen][100]. Mit dem Aufhören der Bewegung des Atems wird dieser Saṃsāra hier zunichte – wie das Treiben des Alltags, wenn das Licht der Sonne verschwindet.»

Rāma sprach:

«Wie wird die Bewegung der Winde, des Atems usw., aufgehoben?»[101]

Vasiṣṭha sprach:

«Durch Berührung mit den Schriften und guten [zum Ziel gelangten] Leuten, durch Lebensüberdruß [inneres Abstandnehmen] und wiederholte Übung [nämlich der yogischen Techniken], durch stetes Einprägen der einen Wahrheit, so wird die Bewegung des Atems aufgehoben.

Durch Meditation des Gemüts, die von Neigungen frei ist und von keinerlei Veränderungen [Störungen gedanklicher Art] betroffen wird, durch Atembeherrschung mittels Einfüllen usw. [durch die Techniken des Prāṇāyāma] oder Rezitation der Silbe OM oder auch eine andere vom Guru genannte Methode, so wird die Bewegung des Atems aufgehoben.

Sobald die Bewegung des Atems versiegt ist, kommt das Gemüt zur Ruhe, übrig bleibt das Nirvāṇa [Verwehen, Erlöschen; die Erlösung aus dem Saṃsāra].»

Rāma sprach:

«So ist nun das Stillwerden [Erlöschen] des Gemüts dargelegt worden. Wie verhält es sich aber mit dem richtigen Erkennen?»

Vasiṣṭha sprach:

«Richtiges Erkennen bedeutet, die Dinge so sehen, wie sie sind; weshalb richtiges Schauen die Gewißheit ist, daß alle diese Kräfte Hunderter von topf- und kleidgestaltigen [alltäglichen] Gegenständen hier nur das Selbst sind, es also nichts anderes als dieses gibt. Weder mit den wahrgenommenen Dingen noch mit dem Gemüt verhält es sich anders: Es ist nur Brahman, das sich zu all dem hier entfaltet. Alles ist das alleinige höchste Brahman. Was ist da die Befreiung noch? Wer ist da noch gebunden? – Ist die Natur von Holz, Stein und Tuch richtig geschaut, gibt es nicht den geringsten Unterschied. Wo blickst du da noch auf irreale Vorstellungen hin?

Dieses unvergängliche ursprüngliche Sein, das am Anfang und am Ende vollkommen ruhig ist, eignet sowohl den Dingen als auch dem Selbst. Mit ihm sollst du eins sein, o Rāma!»

So lautet im Vāsiṣṭha-Saṃgraha das siebzehnte Kapitel, *Über das Verschwinden des Gemüts*.

XVIII
Die Geschichte von Vītahavya

Vasiṣṭha sprach:

«Höre im folgenden nun, o Rāma, von jener außerordentlichen Sicht [Philosophie], die zur Stufe der Befreiung führt.

Es war einmal ein Weiser, Vītahavya [wörtl. ohne Opfergaben], der den Ritus der heiligen Handlungen nicht mehr vollziehen mochte. Um des Nirvikalpa-Samādhi [der unterschiedslosen Geistessammlung] willen ließ er alle Handlungen bleiben; er setzte sich auf eine reine Unterlage und zog das Gemüt allmählich von der Außenwelt zurück. Der Reihe nach gab er die äußeren und inneren Kontakte auf. Dann dachte er, da er wollte, daß sein Gemüt fest [still] sei:

‹Oh auch wenn es zurückgezogen wurde, ist es augenblicklich wieder quicklebendig! Vom Topf springt es zum Kleid, vom Kleid zu einem großen Karren! Das Gemüt bewegt sich unter den Dingen wie ein Affe in den Bäumen.

Wenn du [das Gemüt] dir vorstellst: ‹Ich bin bewußt›, so ist das völlig falsch! Es gibt keine Einheit zwischen den beiden gänzlich verschiedenen, dem absoluten Bewußtsein und dem Gemüt, du Schelm! Wegen des Ich glaubst du, eine Seele zu sein; auch diese Vorstellung sollst du aufgeben! Dein ganzes Wesen verdankst du, o Gutes, allein dem Nichtüberlegen. Vom Überlegen wirst du genauso beseitigt wie die Finsternis vom Licht. Ich will mich auf die Stufe des *Vierten*[102] begeben und nur noch im eigenen [wahren] Selbst verweilen. – Oh, ihr Sinnesorgane, was gebärdet ihr euch in so sinnloser Unrast!›

So dachte er, sammelte sich und verharrte mit unbewegten [regungslosen] Sinnen, und in seinem Innern versiegte allmählich der Atemstrom.

Auf diese Weise verweilte er dreihundert Jahre lang, und Vītahavyas Körper wurde vom Schlamm der Regenperioden in die Erde versetzt [zugedeckt und begraben]. Nach den dreihundert Jahren erwachte der Edle. Sein Bewußtsein nahm vom Körper, dem von der Erde arg bedrängten, wieder Besitz. Noch bewegte sich der Atem nicht, denn die Öffnungen waren alle verstopft. Die Fiktion [das welt- und bilderschaffende Denken] wuchs im Raume des Herzens zu voller Größe heran und begann in Form eines eigenen [persönlichen] Gemüts – in dessen Innerem bloß – Wahrnehmungen zu haben: Nachdem er hundert Jahre ein Weiser auf dem Kailāsa-Berg gewesen war, sah er sich als Vidyādhara, als Indra und dann als ein Wesen im Gefolge des Śiva – alles ein Blendwerk, spontan nach eigener Lust und Laune inszeniert. Danach erblickte er, wiederum auf seinen Wunsch hin, die Daseinsformen und Körper in den früheren Inkarnationen. Und nun begab er sich, um jenen im Schlamm versunkenen Körper herauszuholen, zum Sonnengott. Vom Sonnengott dazu ermächtigt, ging das den Namen Vītahavya tragende Gemüt in die Gestalt des Piṅgala [eines der beiden Trabanten des Sonnengottes][103] ein, begab sich auf diese Weise in die Höhle [abgeschirmte Gegend] des Vindhya-Gebirges, holte seinen Körper aus der Erdhülle hervor und trat in ihn ein. Darauf badete er, übte Japa [rezitierte heilige Worte], verehrte den Sonnengott und erschien wieder wie früher, mit einem Körper, der mit einem Gemüt versehen war.

Eines Tages beschloß er, sich wieder der Ruhe [dem Erlöschen] hinzugeben. ‹Jetzt bedarf ich des Denkens nicht mehr, ich will nur noch wie der Gipfel eines Berges [wörtl. eines Unbeweglichen, Unverrückbaren] sein, ich zerbreche die Fiktion von Sein und Nichtsein [wörtl. von: es ist, es ist nicht] und werde vollständig rein [kristallklar, völlig durchsichtig]›, dachte er und widmete sich wiederum der Meditation, sechs Tage lang. Da kam er zum Erwachen [zur Erkenntnis], wie ein Reisender, der einen Augenblick geschlafen hatte. Zur Vollendung gelangt, lebte er nun lange Zeit als ein Lebendbefreiter. Sowie ihm nach und nach der Wunsch gekommen war, nur noch ein Körperlosbefreiter zu sein, ließ er sich im Lotussitz nieder und sprach dort[104] nun in sich mit sich selbst:

‹Leidenschaft, du sollst leidenschaftslos werden! Haß, du sollst haßlos werden! Sehr lange habe ich mit euch hier [im Saṃsāra] gespielt.

Ihr Genüsse, seid gegrüßt! Tausende von Millionen Leben bin ich von euch in der Welt verwöhnt worden, wie ein kleines Kind von Kindernarren.

Gegrüßt, gegrüßt sei das weltliche Glück, das mich dazu gebracht hat, selbst diese höchste, reine Wegspur [das wahre Sein] des Nirvāṇa zu vergessen!

Und du, o Unglück, von dir gepeinigt, habe ich alles getan, um dem Selbst zu folgen. Darum hast *du* mir diesen Weg gezeigt. Sei gegrüßt!

Mein Freund, die Pflicht [was mir zu tun vorgegeben], jetzt verlasse ich dich, o mein langer Verbündeter, da ich zur Erkenntnis des Selbst gekommen bin! Du hast dich selbst zunichte gemacht.[105]

Wenn ich zur Ruhe gelangt bin, wirst du, alleingelassen, kläglich vertrocknen, doch sollst du dich nicht betrüben: Mutter Durst, ich gehe von dannen!

Zu vergeben sind, erlauchte Sinnenlust, die Verfehlungen, die all den verkehrten Lastern entstammen! Ich gehe vollständig zur Ruhe ein, und du mögest dir den Segen bestellen!

Sei gegrüßt, du Gott des Gutgetanen [des Verdienstes der Rechtschaffenheit]! Durch dich bin ich einst von den Höllen errettet und dem Himmel zugeführt worden.

Und ihr, ihr alten Freunde, die ihr mich von Geburt an begleitet habt, jetzt werdet ihr der Reihe nach von mir aufgehoben, ihr Lebenskräfte! Lebt wohl, ich gehe von dannen!›

Nachdem er so im Innern kontempliert hatte, waren Denken und Wünschen verstummt. Leise rezitierte er die Silbe OM und erreichte die Stufen [die verschiedenen Stadien der yogischen Meditation]: Er befreite sich von den fünf Reinstoffen der Sinne [Laut, Berührung, Form, Geruch und Geschmack], dann befreite er sich von der reinen Finsternis. Einen Augenblick wandte er die Aufmerksamkeit dem Licht zu, das nun aufging und sich entfaltete, und befreite sich auch davon. Nun gab es weder Finsternis noch Helle. Sowie er diesen Zustand erreicht hatte, fiel das Gemüt im Nu von ihm ab. Und unmittelbar darauf befreite er sich von dem anschließend in ihm erschienenen Bewußtsein, das er während eines Bruchteils einer Sekunde wahrgenommen hatte. Darauf erreichte er die aus bloßem Sein bestehende Stufe der *schauenden Sprache*[106], gewann die Stufe des tiefen [traumlosen] Schlafes und verharrte reglos wie der Götterberg Meru. Nachdem er den festen [keinen Schwankungen unterliegenden] Zustand des Tiefschlafs erlangt hatte, kam er zum Wesen des *Vierten*. Auf dieser Stufe war er nun sowohl ohne Glückseligkeit als auch mit Glückseligkeit, sowohl Seiendes als auch Nichtseiendes, sowohl nicht eins mit dem absoluten Bewußtsein als auch eins mit dem absoluten Bewußtsein, was man mit *neti neti*[107] umschreibt. Er wurde zu jenem Weiten [Allgegenwärtigen], das auch für Worte kein faßbarer Bereich mehr ist, zum Puruṣa derjenigen, deren Anschauung das Sāṃkhya ist, und ebenso zum Brahman der Brahmakenner [der Philosophen des Vedānta], zum Śiva derjenigen, die der śivaitischen Richtung angehören, und zum Alles derjenigen, deren Gemüt vollständig ausgeglichen ist [indifferent gegenüber jeglichen Dingen]. Er wurde zu jenem regungslosen Unübertroffenen, das eine Leuchte ist selbst für die Lichter [Sonne, Mond und Sterne], das aller Schriften letztes Ziel ist und in das Innere eines jeden gelangt, das in seiner Selbstwahrnehmung von nur einer Dimension, das alles ist und überall zugegen, eines ist und vieles, ein Sein ohne Alter und Tod.

Nachdem er dreihunderttausend Jahre, wie es ihm beliebte, zur Erscheinung gekommen war, erlosch nun der Weise Vītahavya endgültig, um nie wieder ein Gemüt zu haben.

Rāma sprach:

«Wie kommt es, o Bester derer, die das Selbst kennen, daß die Kräfte [übernatürlichen Fähigkeiten] der Körper von Lebendbefreiten, das Gehen im Luftraum [Fliegen] und dergleichen, hier nirgends gesehen werden?»

Vasiṣṭha sprach:

«Auch ein Nichtbefreiter, der nicht im Besitze des Selbst ist, kann mit der Wirkkraft von Substanzen, Mantras [Verbalformeln], Riten und günstigen Zeiten durchaus zum Spazieren im Luftraum und dergleichen kommen, o Rāma! Das ist nicht die Domäne eines Selbstkennenden; denn der Kenner des Selbst ist jemand, der durch sich selbst im Besitze des Selbst ist. Die genannten Wirkkräfte [Hilfsmittel] vermögen nichts, wenn es darum geht, das höchste Selbst zu finden. Ein Kenner des Selbst ist erfüllt [rundum zufrieden], ihm kommt nie und nimmer ein Begehren. Nur derjenige, der noch irgendwelches Begehren aufweist, will sich magische Vollendung [übernatürliche Fähigkeiten] verschaffen.»

Rāma sprach:

«O Brahmane, wie kommt es, daß Yogins so unendlich lange am Leben bleiben?»

Vasiṣṭha sprach:

«Hat einer die mit Äußerem und Innerem verbundene Bewegung, die vom Gemüt – oder auch vom Atemwind[108] – verursacht wird, abgelegt, so sind Veränderung und Untergang für diesen in weite Ferne gerückt. Wenn die mit Äußerem und Innerem verbundene Bewegung des Atemwindes und des Gemüts aufgehört hat, geben die Elemente [aus denen sich der Körper zusammensetzt][109] ihren Platz im Körper nie mehr auf. Alle die großen Weisen, welche den Knoten gelöst, welche die Sinnenwelt durchschaut haben und ohne alle Leidenschaft sind, können über den Aufenthalt im Körper ganz allein entscheiden.»

Rāma sprach:

«Wenn nun aber – mit dem Aufgehen des kritischen Unterscheidungsvermögens – das Wesen des Gemüts verschwunden ist, wo zeigen sich dann beim Weisen die Tugenden der Yogins, die freundschaftliche Gesinnung und dergleichen?»

Vasiṣṭha sprach:

«Es gibt zwei Arten des Verschwindens des Gemüts: *mit* bleibender Form und *ohne* bleibende Form. Der Lebendbefreite ist *mit* bleibender Form des Gemüts; das Verschwinden des Gemüts *ohne* bleibende Form ist dem Körperlosbefreiten eigentümlich.

Das Vorhandensein eines Gemüts bedeutet Unglück hier [in der Welt], das Verschwinden des Gemüts jedoch Glück. Man hebe das Vorhandensein des Gemüts auf und bringe das Gemüt zum Verschwinden.

Wisse, das Gemüt wird von Glück und Unglück usw. gefangengehalten, ist nur im ‹Ich-bin›-Denken beständig und zeichnet sich darin aus, daß es nach nichts anderem als dem Baum des Saṃsāra verlangt. Wen die Zustände von Glück und Unglück – Ungemach, Heiterkeit, Trägheit, ein großes Fest – nicht mehr zu verändern [affizieren] vermögen, dessen Gemüt gilt als verschwunden.

Mit den Tugenden der freundschaftlichen Gesinnung usw.[110] und den besten Neigungen versehen sowie von aller Wiedergeburt befreit, das ist das Gemüt eines Lebendbefreiten. Das Verschwinden des Gemüts *mit* bleibender Form ist da, wo diese Tugenden erscheinen. Das Verschwinden des Gemüts *ohne* bleibende Form ist dem Körperlosbefreiten eigentümlich; da wird auch das Wesen, auf das sich alle die vorzüglichen Tugenden beziehen, aufgelöst. Wenn das Verschwinden des Gemüts eintritt, das man als das formlose [ohne bleibende Form] bezeichnet, so ist gar nichts mehr vorhanden. Weder Tugenden noch Untugenden gibt es da und keinerlei Empfindungen von Freude und Zorn.»

So lautet im Vāsiṣṭha-Saṃgraha das achtzehnte Kapitel, *Die Geschichte von Vītahavya*.

XIX
Das Stillegen des Gemüts

Rāma sprach:

«O Brahmane, was ist der Same [Ursprung] dieser immensen Weinranke des Saṃsāra? Und was ist *dessen* Same? Und was *dessen* [des Ursprungs des Ursprungs] Same?»

Vasiṣṭha sprach:

«Wisse, der Same dieser Weinranke des Saṃsāra ist der Körper, o Rāma. Und der Same dieses Körpers ist das Gemüt, das dem Befehl der Wünsche gehorcht. Der Baum des Gemüts aber, der die Ranke der verschiedenen Seinsweisen [Erscheinungsweisen oder Funktionen des individuellen Bewußtseins][111] trägt, hat zwei Samen [Ursprünge]: der eine ist die Bewegung des Atems, der andere die feste [intensive] Imagination.

Wenn der Atem sich anschickt, die Nāḍīs zu berühren, und sich zu bewegen beginnt, dann entsteht sogleich das aus Wahrnehmen bestehende Gemüt. Das seiende, allgegenwärtige Bewußtsein wird durch die Bewegung des Atems geweckt und wendet sich mit Intensität dem Wahrnehmbaren zu; daraus ergibt sich das vielfältige Unglück des Gemüts. Um das Gemüt stillzulegen, üben die Yogins die Aufhebung des Atems.

Höre nun von der anderen Entstehung des Gemüts, die von den Neigungen [dem besitzergreifenden Streben] ausgeht: Das Ansichziehen eines Gegenstandes mit fester Imagination, ohne ein Überlegen des Früheren und Späteren, das nennt man Neigung. Was das Selbst nun mit großer Intensität imaginiert, zu dem wird und aus dem besteht es sogleich, durch die Neigungen seiner Selbstbestimmung beraubt. Was es auf diese Weise erblickt, hält es, getäuscht, für ein seiendes [wirklich vorhandenes] Reales; und weil es wegen der Intensität der Neigungen seiner selbst nicht mehr mächtig ist, gibt es so nun seine eigene [wahre] Gestalt auf [vergißt es sich selbst]. Wisse, o Rāma, diese Wirklichkeit im Unwirklichen [diese illusionäre Realität], das ist das Gemüt.

Dadurch, daß man mit fester Gewohnheit einzig nach Dingen strebt, kommt es zu dem völlig rastlosen Gemüt, der Ursache von Geburt, Alter und Tod. Wenn hingegen überhaupt nichts imaginiert [vorgestellt, vergegenwärtigt] wird, was man meiden oder ergreifen wollte, verharrt man in einem Zustand, wo alles aufgegeben ist, und dann entsteht kein Gemüt mehr. Ein Gemüt, das im Innern alles aufgegeben hat und ein kühles [leidenschaftsloses] Denken aufweist, gilt – selbst wenn es mit den verschiedenen Seinsweisen[111] versehen ist – als nichtseiend [aufgehoben]. Diejenigen, deren Neigungen ohne Reiz und wie geröstete Samen[112] sind, nennt man die Gemütfreien. Und das sind die Lebendbefreiten.

Unter dem Einfluß der Neigungen kommt es zur Bewegung des Atems und durch diese zu den Neigungen. Auf die Weise entsteht für den Samen des Gemüts seinerseits die Folge von Samen [Ursprung] und Keimling [Produkt]. Wenn eine der beiden Komponenten verschwindet, werden sogleich alle beide zunichte. Und dieser beiden Same ist das Wahrnehmbare [die lust- und leidvolle Sinnenwelt]; gibt man diese auf, werden die zwei ebenfalls zunichte. Der Same des Wahrnehmbaren, o Standhafter, wisse, ist das Wahrnehmen; ohne dieses gibt es das Wahrnehmbare sowenig wie den Sesam ohne Öl. Das Wahrnehmen führt zu unendlichem Unglück in Form von Wiedergeburt. Das von Nichtstumpfsein [voller Bewußtheit] begleitete Nichtwahrnehmen führt zu Glückseligkeit, o Großedler!»

Rāma sprach:

«Was hat man unter einem Nichtstumpfen [Vollbewußten] und des Wahrnehmens Ledigen zu verstehen? Wie kommt es, daß Stumpfsein [Unbewußtheit] bei Nichtwahrnehmen verschwindet?»

Vasiṣṭha sprach:

«Eine Seele, die frei ist von Wünschen, die überall hängen bleiben, frei ist von Wünschen, die irgendwo Ruhe fänden [durch irgendetwas befriedigt werden könnten], eignet sich nichts an. Sie ist ohne Wahrnehmen und nichtstumpf [voll bewußt]; sie gilt als lebendbefreit, auch wenn sie Hunderte von Tätigkeiten verrichtet. Selbst der

Zustand der Wonne, der sich, wenn alle Neigungen aufgegeben sind, im Nirvikalpa-Samādhi einstellt, wird im Innern [im Bewußtsein einer solchen Seele] aufgelöst.

Ein Nichtstumpfer, frei von Wonne und frei von Wahrnehmen, sollst du, ein Ozean unermeßlicher Tugenden, glücklich aus dem Meer des Unglücks ans Ufer gelangen!

Bezüglich des Samens dieses Wahrnehmens nennt man sodann das bloße Seiende, o Rāma! Darin gibt es zwei Formen des Existentseins; man bezeichnet sie als vielgestaltig und als einheitlich. Diejenige Form des Existentseins, die man in Krugsein, Gewandsein, Dassein, Dusein, Meinsein unterteilt, nennt man die vielgestaltige. Das makellose bloße Seiende jedoch, das jede Verschiedenheit abgelegt hat, nennt man die einförmige, große [absolute] Stufe des Existentseins. Dieses äußerste Ende des bloßen allem Existentsein Gemeinsamen, o Herr der Kundigen, ist zum Samen jener [der vielgestaltigen Form] geworden; aus ihm geht jene hervor. Das nun ist die Ursache aller Ursachen, dafür gibt es keinen Samen mehr. Das ist die Essenz aller Essenzen, aus dieser ist keine weitere zu gewinnen. Wenn das [die Ursache aller Ursachen] erkannt ist, kommt das Gemüt zu vollkommener [endgültiger] Ruhe.»

Rāma sprach:

«Du hast nun alle diese Samen [Ursprünge] genannt, o Ehregewährender! Bei welchem soll man beginnen, um dieses höchste Sein schnell zu erreichen?»

Vasiṣṭha sprach:

«Bei einem jeden dieser Samen des Unglücks, die ich einen nach dem anderen genannt habe, kann man beginnen, um schnell zum höchsten Sein zu gelangen. Wenn du die Konzentration unmittelbar auf das höchste Sein, d. h. auf das äußerste Ende des allem Existentsein Gemeinsamen, richtest, nachdem du mit Willenskraft kompromißlos [wörtl. gewaltsam] die Neigungen aufgegeben hast, dann wirst du im selben Augenblick dieses gute [heilige, höchste] Sein erreichen. Wenn du die Konzentration aber auf dasjenige richtest, welches das allem Existentsein Gemeinsame zum Wesen hat [aus ihm hervorgegangen ist], wirst du etwas größere Anstrengung benötigen, um dieses höchste Sein zu erreichen. Wenn du hingegen so verweilst, daß du die Meditation auf das Prinzip des Wahrnehmens richtest, dann wirst du eine noch viel größere Anstrengung aufwenden müssen, um zu diesem höchsten Sein zu gelangen. Auf bloßes Wahrnehmbares [einen Gegenstand der Sinnenwelt] soll man die Meditation jedoch nicht richten, o Nachfahre des Raghu!

Wenn du dich bemühst, die Neigungen vollständig aufzugeben, dann verlieren für dich alle Sorgen und Plagen sogleich ihre Bedeutung. Solange sich aber das Gemüt nicht aufgelöst hat, verschwinden die Neigungen nicht, und solange die Neigungen nicht verschwunden sind, kommt das Gemüt nicht zur Ruhe. Wie kann ferner das Gemüt ruhig sein, solange die Wahrheit nicht erkannt ist? Solange das Gemüt aber nicht zur Ruhe gekommen ist, wird auch die Wahrheit nicht erkannt. Wie gibt es ferner ein Wissen von der Wahrheit, solange die Neigungen nicht beseitigt sind? Solange aber die Wahrheit nicht erlangt ist, verschwinden auch die Neigungen nicht. Das Erkennen der Wahrheit, das Zunichtewerden des Gemüts und das Verschwinden der Neigungen stellen deshalb – weil sie sich gegenseitig Ursache sind – Ziele dar, die einzeln kaum zu erreichen sind. Darum, o Rāma, sollst du mit Willenskraft, gepaart mit kritischem Unterscheidungsvermögen, das Verlangen nach Genüssen weit von dir tun und dich an diese Dreiheit halten. Gleichzeitig und lange geübt, führen sie schließlich zum Erfolg, o Weiser! Werden sie lange genug geübt, gehen sämtliche Knoten auf.

Dem Aufgeben der Neigungen ebenbürtig ist das Aufheben des Atems. Die Atembewegung wird aufgehoben durch konstantes Üben von Prāṇāyāma [«Atemzügelung»], durch eine vom Lehrer gegebene Methode sowie durch die Praxis von Āsanas [yogischen Posituren] und einer speziellen Diät.

Das Wissen vom Selbst erlangen und mit Guten [Heiligen] zusammensein, die Neigungen aufgeben und die Atembewegung aufheben: wer, wenn diese Mittel vorhanden sind, das Gemüt mit Gewalt in Schranken hält, vernichtet die Finsternis – mit Lampenruß, der die Lampe verläßt.[112a] Diejenigen aber, die als Törichte [Unwissende; ohne diese Mittel anzuwenden] den Sieg über das Gemüt erzwingen wollen, fesseln einen wütenden Elefantenbullen mit Lotusfasern. Mit lauter Vergeblichem, mit Opfer, Askese, Spenden, Wallfahrtsorten und Götterverehrung, [mit dem ganzen Irrtum traditioneller Frömmigkeit] verbringen sie, von hundert

Nöten begleitet, eine lange Zeit wie Gazellen [die einer Luftspiegelung – einem «Gazellendurst» – nachjagen]. Darum sollst du diese falschen Auffassungen meiden, o Nachkomme des Raghu! Verlasse dich nur auf das reine Bewußtsein, sei leidenschaftslos und fest [keinen Schwankungen unterliegend]. ‹Was ist diese Welt hier? Was ist das Ich?› So sollst du dauernd mit Bedacht überlegen, selber oder mit guten Leuten zusammen. Das eigene Überlegen, das Forschen nach dem Selbst, bezeichnen die Weisen als Kontaktaufnahme mit dem Erkennen. Das Gemüt beruhigt sich von selbst, man braucht bloß zum Erkennen zu gelangen.

Wer die Wahrheit nicht kennt, nicht zur Ruhe gefunden hat, nicht zum Selbst gelangt und ohne Beharren ist, den verschlingen die Sinne sogleich, wie Gazellen einen jungen Schoß.

Haftenbleiben ist die Ursache der Strebungen, Haftenbleiben ist die Ursache des Saṃsāra, Haftenbleiben ist die Ursache der Wünsche, Haftenbleiben ist die Ursache allen Ungemachs.

Es sind die unreinen Neigungen, die man Haftenbleiben nennt. Die Neigungen von lebendbefreiten Körpern [Personen], die nicht zu Wiedergeburt führen, frei sind von Überschwang und Verdruß, gelten als solche, die nicht haftenbleiben. Mit dem Wort Haftenbleiben werden die zu erneutem Dasein führenden Neigungen derjenigen bezeichnet, deren Natur nicht zu Lebzeiten befreit ist: der Elenden törichten [unwissenden] Gemüts. Wenn dich Unglück nicht mehr bedrückt und Glück nicht begeistert, wenn in Wohlergehen und Ungemach dein Selbst [deine Person] unverändert gleich erscheint und annimmt, was sich aus den Umständen ergibt, dann bleibst du nicht mehr haften, o Rāma!»

So lautet im Vāsiṣṭha-Saṃgraha das neunzehnte Kapitel, *Die Stillegung des Gemüts*.

XX
Das Vergegenwärtigen des Selbst des absoluten Bewußtseins

Vasiṣṭha sprach:

«‹Als von Raum und Zeit und anderen Kategorien nicht eingegrenztes, ruhiges, bloßes absolutes Bewußtsein bin ich einzig Brahman›: bei dieser Gewißheit sollst du verharren, schweigend, und glücklich sein mit dem eigenen Selbst. Solange es die Fiktionen [irrigen Wahrnehmungen] des Nichterkennens gibt, Nicht-Brahman imaginiert wird, Verlangen nach dem Blendwerk der Welt besteht, im Sichtbaren Realität gesehen und der Körper [die Person] als Ich empfunden wird, solange wird es das unwirkliche Gebilde eines Gemüts und dergleichen geben. Wenn der Weise aber nach innen blickt und das ganze Stroh der drei Welten ins Feuer des absoluten Bewußtseins schickt, dann verschwindet in seinem Innern das Gemüt und alles, was sonst bloß scheinbar vorhanden ist. Sämtliche Seelen besitzen ausnahmslos dieses unveränderliche absolute Bewußtsein; weil sie dieses jedoch nicht erkennen, sind sie in einen höchst erbärmlichen Zustand geraten. Unwissendsein ist der Gipfel allen Ungemachs. Was ist dem denn nicht Ungemach, der nicht erkennt? Dieser Pfad des Saṃsāra nimmt seinen Verlauf, weil die Unwissenden ihm dazu verhelfen. Hier gibt es in Wirklichkeit nur das von Wahrnehmbarem Unberührte, Ruhige, Allumfassende ohne jede Fiktion, und das Trugbild der Unwissenden ist bloßes Bewußtsein.

Daraus [aus diesem Absoluten] erhebt sich von selbst ein aus Gewahrwerden bestehendes Teilchen. Fein, mittel und grob, so nennt man es in dreifacher Weise. Man sagt, daß es die als Sattva, Rajas und Tamas auftretende Prakṛti [«Urnatur»] sei; diese ist der Saṃsāra der Geschöpfe, und ihr jenseitiges Ufer ist das höchste Sein.

Bei den genannten drei handelt es sich um die Guṇas [«Eigenschaften, Konstituenten»]; sie gelten einzeln als dreifach. Somit ist die aus den Guṇas bestehende Avidyā [«Nichtwissen»][113] neunfach unterteilt. Im sattvischen Teil [nämlich der Prakṛti/Avidyā] vertreten die Nāgas [Schlangengenien] und Vidyādharas [zauberkundige Wesen] das Tamas, die Weisen und Siddhas [«Vollendeten»] das Rajas und die Götter, Śiva usw., das Sattva. Damit ist dieser Teil der Avidyā Vidyā [«Wissen»] geworden; denn man sagt, daß das reine Sattva [das Sattva des Sattva] als ein Teil der Avidyā Vidyā sei. Auf diese Weise ist auch die rajasische und tamasische Schöpfung in je drei Bereiche gegliedert. Die dichte Masse der Stumpfheit [Unbewußtheit], der stehende [sich nicht fortbewegende] Teil der Natur und dergleichen, bildet die tamasische Grenze; hier kommt man nie dazu, gemütfrei zu werden, selbst von der Möglichkeit eines Gemüts ist man hier noch weit entfernt. Wo das Glückseligkeit spendende absolute Bewußtsein vorhanden ist, der Puryaṣṭaka [der feinstoffliche achtgliedrige Organismus] jedoch schläft [sich nicht manifestiert], da ist es – wie stumm, blind und stumpf – nur als Seiendes zugegen.»

Rāma sprach:

«Wo sich das absolute Bewußtsein im stehenden Teil der Natur als bloßes Seiendes und Zweitloses vorfindet, dort ist doch, denke ich, auch die Befreiung nicht fern, o Bester der Vedakundigen[114]?»

Vasiṣṭha sprach:

«Hat man mit dem Verstand das hier untersucht [die Welt reflektierend durchdrungen] und sieht schließlich, wie es wirklich ist, um aufgrund dessen das allem Existentsein Gemeinsame zu erkennen, so ist das die Befreiung ohne Ende. Hat man erkannt, und ist das Aufgeben der Neigungen optimal vollzogen, weil man jetzt nur noch das allem Existentsein Gemeinsame zum Wesen hat, so nennt man diese Stufe des Seins Kaivalya [«Allein-heit», absolutes Einssein]. Wo die Neigungen aber, in einem schwachen [latenten] Zustand, im Innern bloß schlafend sind, wie der Keimling in einem Samen, wisse, da führt dieses Schlafendsein wiederum zu einem Dasein. Der stehende [unbewegliche] Teil der Natur und dergleichen befindet sich in einem Schlafzustand; in seinem Innern sind samenförmig Neigungen vorhanden. Wo es die Samen der Neigungen gibt, führt der tiefe Schlaf nicht zur Vollendung; wo die Neigungen samenlos [ohne die Wirkung von Samen] sind, verleiht das *Vierte*[115], wird gelehrt, Vollendung. Wie selbst ein winziger Rest von Feuer, Schuld, Krankheit und Haß, Zuneigung, Feindschaft und Gift seine Wirkung tut, so gilt das ebenso für die Neigungen. Wer die Samen der Neigungen verbrannt und das Wesen des allem Existentsein Gemeinsamen angenommen hat, auch mit oder ohne Körper, der wird nie wieder Unglück erleiden.

Die Avidyā [das «Nichtwissen»] hat nur insoweit Bestand, als die Gewißheit fehlt, daß das hier [die Welt] Brahman sei; ihre Vernichtung kommt mit der Gewißheit: ‹Das hier ist Brahman.›

Das absolute Bewußtsein ist Brahman, die Welt ist Brahman, die ununterbrochene Reihe der Wesen ist Brahman. Ich bin Brahman, mein Feind ist Brahman, die Freunde und Verwandten sind Brahman.

Eine Menge Unglück ist dem Unwissenden die Welt, dem Wissenden ist sie lauter Wonne. Blind [stockdunkel] ist die Welt dem Blinden, dem, der Augen hat, ist sie licht.

‹*Alles* ist Brahman›: wird das vergegenwärtigt [imaginiert und realisiert], kommt man in den Besitz eines übergroßen Glücks, fürwahr! – ‹Wir befinden uns in Gegenwart des Selbst des absoluten Bewußtseins, wo alle Vorstellungen [Wünsche] erloschen sind›: diejenigen, die dessen gewiß sind, verweilen glücklich im wahrhaft wirklichen Sein. Sie tadeln nicht und loben nicht, weder das Leben noch den Tod.»

Rāma sprach:

«Wenn die Neigungen durch Aufheben der Atembewegung zunichte geworden sind, wie kommt man da, o Brahmane, sag, auf der Stufe eines Lebendbefreiten zur Ruhe?»

Vasiṣṭha sprach:

«Mit dem Wort Yoga bezeichnet man ein Mittel zur Überwindung des Saṃsāra. Seine [des Yoga] Methode ist das Erkennen des Selbst und die Zügelung des Atems. Auch wenn man beide Methoden Yoga nennt, so wird dieses Wort doch vor allem mit der Atemmethode in Zusammenhang gebracht.

Der eine kommt mit dem Yoga nicht zu Rande, der andere mit der

Gewißheit des Erkennens. Vom Erkennen habe ich dir gesprochen, höre nun vom Weg des Yoga.»

So lautet im Vāsiṣṭha-Saṃgraha das zwanzigste Kapitel, *Das Vergegenwärtigen des Selbst des absoluten Bewußtseins*.

XXI
Die Geschichte von Bhuśuṇḍa

Vasiṣṭha sprach:

«Dazu will ich dir eine höchst bemerkenswerte Geschichte erzählen:

Der Weise Śātātapa berichtete einst, anläßlich einer vom Götterkönig Indra einberufenen Versammlung:

«In der Krone des Wunschbaumes[116], der sich oben auf dem Meru im Winkel des Śiva [also auf dem Hochplateau des Götterberges in nordöstlicher Richtung] befindet, da haust ein ehrwürdiger Krähenvogel namens Bhuśuṇḍa. Mit gestilltem Denken, ruhig und leidenschaftslos, lebt der Edle schon so lange, wie niemand sonst im Himmel je gelebt hat und je leben wird.»

Sowie ich das gehört hatte, brach ich voller Neugier auf, um ihn zu sehen. Und da sah ich den Bhuśuṇḍa, wie er auf dem Wunschbaum saß und Brahmanen ihm ihre Ehrerbietung erwiesen. Obwohl ich unerwartet gekommen war, erkannte mich der Vogelkönig sogleich als Vasiṣṭha. Er entbot mir das übliche Gastwasser und sprach dann zu mir: «Was führt dich hierher? Geruhe, uns deine Befehle zu erteilen!» Und ich fragte: «Aus was für einer Familie stammst du? Wie alt bist du, o Guter? Und wie bist du ein Wissender [wörtl. einer, der erkannt hat, was zu erkennen ist] geworden?» Und Bhuśuṇḍa begann zu sprechen.

Bhuśuṇḍa sprach:

«Wie die Pramathas [eine Art von Halbgöttern oder Kobolden], so gehören auch die *Mütter* [weibliche Gottheiten] zu Śivas Gefolge. Man kennt sie als Jayā, Vijayā, Jayantī und Aparājitā, als Siddhā, Raktā, Alambuṣā und Utpalā. Sie kamen einst zusammen und feierten ein riesiges Freudenfest. Da tanzten auch deren Reittiere und labten sich am Branntwein. Ein Krähenvogel, mit diamanthartem

Schnabel, namens Caṇḍa war das Gefährt von Alambuṣā. Wildgänse, die der Göttin Brāhmī [Sarasvatī, Gemahlin des Gottes Brahmā] als Gefährt dienten, vergnügten sich nun mit dem Krähenvogel, wurden schwanger und gebaren am großen Brahmā-See[117] der Reihe nach einundzwanzig Söhne. So kam es also, daß wir [meine Brüder und ich] von diesen Wildgänsen zur Welt gebracht wurden. Zusammen mit unseren Müttern, den Wildgänsen, dienten wir nun lange der erhabenen Brāhmī. Ihre Gunst erwies uns die Gnadenreiche in der Tat dann so, daß wir Befreite wurden. ‹Unser Gemüt ist gesättigt, wir sind ruhig geworden, was wollen wir uns nur in der Einöde der Meditation hingeben?› sagten wir uns da und machten uns auf den Weg zum Vater. Dieser Wunschbaum hier, für jegliche Art von Plagen unzugänglich, hat *er* uns als Bleibe angegeben, und da wohnten wir nun, von allem Kummer verschont.

Mit deinem Kommen trägt das gute Verdienst mir heute Früchte[118]!»

Nachdem er so gesprochen und geendet hatte, sagte ich, o Rāma, dieses:

«Deine Brüder, Herr der Vögel, die solchen Geistes sind, die Edlen, warum erblickt man sie hier nicht? Man sieht nur dich, als einzigen!»

Bhuśuṇḍa sprach:

«Seit wir hier sind, ist schon sehr viel Zeit verstrichen, o Weiser! Viele Yugas [Weltzeitalter] und Kalpas [Äonen] sind vergangen, o Guter! Im Verlaufe dieser ganzen Zeit haben die jüngeren Brüder alle den Körper aufgegeben, wie Stroh, und im glückseligen Sein ihre Vollendung gefunden.

Auch die Großen, auch die Guten und auch die Mächtigen, sie mögen ein langes Leben haben, aber von der Zeit, der unfaßlichen, werden sie doch alle verschlungen[119].»

Ich sprach:

«Wenn am Ende der Äonen, o Edler, Feuer, Wasser und Wind losbrechen und die Sonnen herunterfallen, wie kannst du da ganz sorglos bleiben?»

Bhuśuṇḍa sprach:

«Wenn am Ende eines Äons das Leben in der Welt stillsteht, verharre ich bloß im leeren Raum, und alle Bilder der Wahrnehmung sind aufgelöst.

Wenn die Sonnen herunterfallen, bin ich im Hof des leeren Raumes und verharre festen Geistes, ausgerichtet auf die Vāruṇī Dhāraṇā [«die Festhaltung des Wasserprinzips»]. Wenn die Winde des Untergangs brausen und die größten Berge in Stücke gehen lassen, dann verharre ich im leeren Raum, ausgerichtet auf die Pārthivī Dhāraṇā [«die Festhaltung des Erdprinzips»]. Wenn die ganze Welt, der Meru usw., ein einziges Meer wird [im Wasser versinkt], dann fliege ich, unbeweglichen Geistes, in den leeren Raum, ausgerichtet auf die Vāyavī Dhāraṇā [«die Festhaltung des Windprinzips»].[120]

Wenn der große Untergang eingetreten ist, verweile ich im makellosen Sein, dem Ende der Tattvas [wo die *Prinzipien* des Daseins[121] zu existieren aufhören], in einem unbeweglichen [durch nichts zu störenden] Zustand tiefen Schlafes, bis wieder der Lotusgeborne [Gott Brahmā] sich mit dem Werk einer neuen Schöpfung befaßt. In diese trete ich dann wiederum ein und befinde mich in der *Wohnung der Vögel* [im Luftraum der betreffenden Welt]. Allein kraft meiner Vorstellung entsteht nun immer wieder, in einem jeden Äon, auf dieser Bergeshöhe hier und in gleicher Art und Weise dieser Baum.»

Ich [Vasiṣṭha] sprach:

«Warum, o König der Vögel, greifen am Ende der Äonen nicht auch andere Yogins zum Mittel der Dhāraṇās und bleiben, wie du es tust, ununterbrochen am Leben?»

Bhuśuṇḍa sprach:

«O Brahmane, das ist göttliches Schicksal, worüber sich keiner hinwegsetzen kann. Ich muß eben auf meine Art sein und andere auf die ihre!»

Ich sprach:

«An was für besondere Ereignisse in diesen drei Welten kannst du Edler dich erinnern?»

Bhuśuṇḍa sprach:

«Ich erinnere mich an die Zeit, als die Erde da unten ohne Berge, Vanas und Bäume war; als der Mond und die Sonne und die anderen Gestirne entstanden; als Upendra [Viṣṇu als der jüngere Bruder Indras] dem Indra zur Seite stand[122]; als Hiraṇyākṣa [der Dämon

«Goldauge»] die Erde im Wasser verschwinden ließ und der Eber [der als Eber inkarnierte Viṣṇu] sie wieder emporhob; als die Ozeane entstanden; als Götter und Dämonen zur Gewinnung des Amṛta [des Nektars, des Unsterblichkeitstrankes] das Milchmeer quirlten.

O Weiser, das hier ist deine achte Existenz als Brahmā-Sohn! Und ich erinnere mich, daß dies die zwölfte Quirlung des Nektarozeans gewesen ist, daß dieser Viṣṇu zum sechsten Mal Sohn der Reṇukā [zum Paraśurāma, «Rāma mit der Axt»][123] geworden ist, ich erinnere mich an dreißig Schleifungen der *Drei Burgen*[124] und an zwei Verwüstungen des Opferfestes von Dakṣa[125]. Und jetzt wird die elfte Inkarnation Viṣṇus als Rāma[126] stattfinden. Und auch im Hause Vasudevas wird sich die sechzehnte Geburt[127] ereignen.

Diese Täuschung in Form der Welt existiert weder niemals noch existiert sie jemals wirklich; sie ist wie die Wasserblasen auf dem Wasser.»

Vasiṣṭha sprach:

«Was ist vorzukehren, o König der Vögel, daß der Tod den Körper derer nicht angreift, die sich im Gehäuse der Welt aufhalten und ihrer Beschäftigung nachgehen?»

Bhuśuṇḍa sprach:

«In wessen Inneres nicht die Schnüre der Neigungen geschlungen sind, an ihnen aufgereiht die Perlen der Fehler, den will der Tod nicht töten. Wen im Innern die Wünsche nicht brennen, den will der Tod nicht töten. Wer frei ist von Begierde und Zorn und dergleichen, den will der Tod nicht töten. Wer, gestillten Gemüts, in dem einen makellosen, höchsten, reinen Sein wohnt, den will der Tod nicht töten. Diese großen Fehler, o Brahmane, welche die Ursache der Krankheit des Saṃsāra sind, können ein Gemüt nicht packen, das auf das Eine gesammelt ist.

Als eine Ursache [Quelle] des Lebens wirkt sich hier aus, wenn man die alles Unglück vernichtende, alles Glück fördernde Atembetrachtung zu Hilfe nimmt.»

Nachdem er so gesprochen hatte, fragte ich: «Was nennt man Atembetrachtung?» Und Bhuśuṇḍa sagte mir:

«Prāṇa und Apāna: so nennt man die beiden Winde, die hier in diesem Körper nach oben und nach unten strömen. Unermüdlich halten sie den großen Mechanismus des Körpers in Bewegung, als

Sonne und Mond des inwendigen Raumes, Agni und Soma verkörpernd, während des Wachens, Traum- und Tiefschlafes sich nie verändernd; und obwohl es ihn gibt, so ist ihr Gang [ihre Art und Weise zu wirken und zu sein] doch überaus fein und kaum zu erkennen. Prāṇa und Apāna, sie haben beide die Bewegung zur Kraft [zur Wesenseigenschaft] und sind stets im Gange. Der Prāṇa pflegt nach oben zu gehen, der Apāna jedoch nach unten.

Wenn der Atem aus der Höhle des Lotus des Herzens [d. h. des Lotus[128] des Körperinnern] nach außen strebt, sobald er nach eigenem Gutdünken die Anstrengung fallen läßt [sobald er sich unwillkürlich entspannt], so nennen das die Kundigen Recaka [«Entleeren»]. Wenn nun der Atem, der sich bis auf eine Distanz von zwölf Daumenbreiten nach außen begibt, wieder mit dem Körper in Berührung tritt, so nennt man das Pūraka [«Einfüllen»]. [Oder:] Wenn der Atem als Apāna von außen nach innen eilt und eine mühelose körperfüllende Berührung stattfindet, so nennt man auch das Pūraka. Während der Zeit, da der Apāna verschwunden ist und sich der Prāṇa inwendig noch nicht eingestellt hat, herrscht der Kumbhaka-Zustand [der Zustand des – mit Luft gefüllten – «Kruges»], welcher insbesondere von den Yogins wahrgenommen wird. Pūraka, Kumbhaka und Recaka gibt es auf zwei Arten. Man definiert sie als außen und innen befindlich.[129]

Wenn sich das Gemüt auf diese Beschäftigung [nämlich die Atembetrachtung] konzentriert und das Außen [die Sinnenwelt] beiseite läßt, erreicht es in wenigen Tagen schon das alleinige [absolute] Sein. Dieses Ruhefinden im absoluten Bewußtsein, dem makellosen Selbst, ist mir durch die Methode der gesammelten Atembetrachtung ganz von allein zuteil geworden.

Weder an Vergangenes noch an Zukünftiges denke ich je; ich verhalte mich hier so, daß ich mich nur auf das im Augenblick stattfindende [gegenwärtige] Schauen stütze. Mein Gemüt fühlt sich nicht gehoben, wenn ihm Gutes widerfährt, noch fühlt es sich bei Ungutem bedrückt, es ist stets gleich; darum lebe ich in gutem Wohlbefinden. ‹Das ist ein Freund und das ist ein Feind, der gehört zu mir und jener anderswohin›: so erkenne [unterscheide] ich nicht, o Brahmane; darum habe ich ein langes Leben. Dem Verhalten eines Gemüts, das von den Fesseln der Wünsche bestimmt wird, gewähre ich, gesammelt [als ein Geeinter], im Innern keine Berührung; darum lebe ich in gutem Wohlbefinden.

Damit habe ich dir gesagt, o Brahmane, wie ich zu langem Leben gekommen bin.»

«Oh! Was du von dir soeben erzählt hast, ist höchst erstaunlich!» sagte ich, verabschiedete mich von ihm und gelangte wieder in den Himmel *[wie ein Vogel in die Luft*[130]*]*.

Sowie der Anfang des Kṛta-Yuga[131] verstrichen war, traf ich erneut mit ihm zusammen. In der Mitte dieses Tretā-Yuga bist du geboren worden, o Feindevernichter. Und heute vor acht Jahren ist mir Bhuśuṇḍa wiederum dort oben auf dem Berg begegnet, versehen mit derselben alterslosen Gestalt.

So habe ich dir nun die wunderbare, ganz unvergleichliche Geschichte von Bhuśuṇḍa mitgeteilt. Nachdem du sie gehört und im Innern durchdacht hast, sollst du tun, was sich geziemt.»

So lautet im Vāsiṣṭha-Saṃgraha das einundzwanzigste Kapitel, *Die Geschichte von Bhuśuṇḍa*.

XXII
Über die Gottesverehrung

Vasiṣṭha sprach:

«Nichts als bloßer Schein ist das hier [die Welt]; so [und nur so] tritt es eben jetzt in Erscheinung. Der Körper, der im Innern denkt: ‹Genau das hier bin *ich*›, ist bloß nichtseiend [eine reine Illusion]. Der Traumkörper, o Rāma, mit dem du, während du auf angenehmem Lager ruhst, in weiteste Fernen schweifst, wo existiert dieser Körper für dich? Der Körper, mit dem du während des Wachens im Reich der Phantasie umherschweifst und dich ins Innere der Himmelsstädte oder auf den Götterberg Meru begibst, wo existiert er für dich? Wisse, dieser Saṃsāra ist ein langer Traum, ein lang anhaltendes Trugbild des Gemüts, ein lange dauerndes Phantasiereich, o Rāma! Die höchste Willenskraft nehme man zu Hilfe und den Verstand und halte mit geeignetem Mittel das Gemüt, die Nabe des Saṃsāra-Rades, an.

Was mit einem Willen, der mit Verstand und Güte versehen sowie mit den verschiedenen Śāstras [Schriften, Lehrtexten] ausgestattet ist, nicht erreicht wird, wird nirgendwo erreicht. – Einem Menschen, der vom Dämon des Gemüts beherrscht wird, können weder Śāstras noch Angehörige noch auch Lehrer helfen. Ist der Dämon des Gemüts verschwunden, können ihn Lehrer, Śāstras und Angehörige so leicht aus seiner mißlichen Lage befreien wie eine Antilope aus einem ungefährlichen Sumpf.[132]

Dazu höre nun im folgenden von einer weiteren, ebenfalls die große Täuschung vernichtenden Sicht [Philosophie], die mir vor Zeiten der Gott mit dem Halbmonddiadem [Śiva] mitgeteilt hat.

[Śiva unterweist Vasiṣṭha]

Einst weilte ich am Ufer der Gaṅgā und verehrte Śiva. Da, am achten Tag der dunklen Hälfte des Monats Śrāvaṇa, erblickte ich in der Wildnis ein Licht wie eine Menge von Mondscheiben. Sowie ich die hervortretende Stelle [?] bemerkte, erschien der die Mondsichel im Haar Tragende, Hand in Hand mit Gaurī [Pārvatī, seiner Gattin], und beiden voran der Stier Nandi [Śivas Reittier] als Wegbereiter. Nachdem ich mich genaht hatte, entbot ich das Gastwasser, Blumen und Fußwasser. Mit Huldigungen und Lobeshymnen begrüßte ich Śiva und seine Devī [«Göttin»]. Am Ende der Pūjā [der feierlichen, verehrenden Begrüßung] fragte er mich mit überaus kühler [angenehmer] Stimme, ob meine Askese durch nichts behindert würde und ob ich mein Ziel schon erreicht hätte. Derweise angesprochen, sagte ich:

«Wenn man deiner gedenkt, gibt es keine Behinderung und nichts, was auf der Erde nicht zu erreichen wäre. Deiner zu gedenken, ist ein Stadttor [*die* Gelegenheit] zur endgültigen Befreiung, o Herr! Doch möchte ich dich bitten, Herr der Götter, mir aus der Sicht der höchsten Wahrheit Aufschluß zu geben: Was hat es mit der Gottesverehrung auf sich, o Herr, welche alles Üble beseitigt und macht, daß alles Gute sich mehrt?»

Der Herr sprach:

«Nicht der Lotusäugige [eine Erscheinungsform Viṣṇus] ist Gott und nicht der Dreiäugige [eine Erscheinungsform Śivas] ist Gott. Wer mit einem Körper auftritt, ist nicht Gott, und wer mit der Natur eines Gemüts versehen ist, ist nicht Gott. Gott *[deva]* nennt man ein natürliches [genauer: nicht künstlich erzeugtes] Leuchten *[devana]* ohne Anfang und Ende. Die Verehrung einer Gestalt usw. wurde für diejenigen geschaffen, die das wahre Wesen Śivas noch nicht erkannt haben; wem die Länge eines Yojana noch zuviel ist, für den wird die Länge eines Krośa [ein Viertel davon] festgelegt. Wenn mit den Blumen der Ruhe und des Erkennens usw. im Gott das Selbst verehrt wird, so ist das, sollst du wissen, die eigentliche Gottesverehrung. Das Verehren einer Gestalt ist keine Verehrung.

Mit dem Wort Gott *[deva]* nennt man ein Bewußtsein, welches alle Teile übersteigt, welches aus dem allem Existentsein Gemeinsamen besteht, welches zum Selbst des großen [allumfassenden] Existentseins geworden ist.

Sowie es [dieses Bewußtsein] die Manifestation der Kräfte von Raum und Zeit usw. annimmt, wird es der Reihe nach zu einer Seele, dann sogleich zu einem Geist [Verstand] und schließlich zu einem Ich und Gemüt. Als Gemüt unterliegt es dem Saṃsāra. Mit dem Gedanken: ‹Das bin ich›, identifiziert es sich mit dem Körper und erfährt Unglück. Dieses Unglück, das mit der verhängnisvollen Vorstellung eingetreten ist, vergeht, wenn jene bloß aufgehoben wird. Was ist dann noch die ganze Pein? Mit dem Selbst sollst du die Trübung des Selbst, verursacht durch das eigene Vorstellen, entfernen, zu höchster Klarheit und dadurch zu höchster Glückseligkeit gelangen. Denn das Selbst umfaßt jegliche Kräfte, alles vermag es vollständig zu erreichen. *Es* ist der Gott, *es* ist das Höchste, *es* ist es, dem die Verehrung der Guten stets gilt. Keine andere Verehrung als die Meditation im Innern ist seine Verehrung. Darum soll man es, die Stütze der drei Welten, das Selbst, das absolutes Bewußtsein zum Wesen hat, das wie hunderttausend Sonnen leuchtet und in allen Lichtern scheint, stets mit Meditation verehren. Ziel der Aufmerksamkeit sollen seine im Körper befindlichen Kräfte, die Wunschkraft usw., sein. Auf dem unendlichen, einen [absoluten] Sein fußend, ist seine Gestalt nichts als bloßes Existentsein, und die Zeit, die Mengen von Welten in Stücke gehen läßt, ist sein Türhüter.

Überall von der Kraft des Sehens erfüllt, an allen Orten des Riechens mächtig, überall aus Berühren bestehend, an allen Orten mit Schmecken versehen, überall von Hören erfüllt, überall mit Denken versehen, an allen Orten das Denken übersteigend, überall das höchste glückselige Selbst: so soll man den Herrn der Götter [Śiva] in Gedanken betrachten – und dann verehren, wie die Regel es will.

Der Gott, dessen Wesen das eigene Bewußtsein ist, wird nicht mit Opfergaben verehrt. Verehrt wird er mit der eigenen Erkenntnis, die man stets ohne sich zu plagen erlangt.

So habe ich nun die äußere Verehrung des Selbst in ihrer höchsten Form dargelegt. Ich will jetzt von der inneren Verehrung des Selbst sprechen:

Man meditiere über dieses stets dem Körper innewohnende höchste, glückselige Selbst. Man halte in Gedanken fest: ‹Dieser Gott ist das Bewußtseinslicht im eigenen Körper.›

Alles, was dahin ist, soll man nicht mehr beachten, und all das bei sich annehmen, was gegeben ist, ohne sich zu verändern [ohne sich in seinem Gleichmut beeinflussen zu lassen]. Das ist die höchste Verehrung des Selbst.

‹Alles ist Brahman›: mit dieser Überzeugung befolge man die Regel [Observanz] der Verehrung des ewigen Selbst. Bei dieser Art der Verehrung des Selbst werden auch die kostbarsten Dinge, die sonst vorgeschrieben[133] sind, von einem einzigen übertroffen [nutzlos gemacht]: vom Rasa [von der Gemütsstimmung] Seelenruhe.

Weder durch die Lehren der Śāstras [maßgeblichen Texte] wird das Selbst erkannt noch durch die Worte eines Guru, o Guter! Erkannt wird es bloß selber, durch eigene, spontane Erkenntnis. Ohne die Unterweisung des Guru und ohne die Lehren der Śāstras wird das Selbst aber auch nicht erkannt. Wenn beides zusammenkommt, dann erst wird das Erkennen des eigenen Selbst offenbar.

Der Wissende, der die Gottesverehrung stets so ausführt, o großer Weiser, kommt zu jenem höchsten Sein, wo Götter wie wir nur Diener sind.»

So also sprach der Nīlakaṇṭha [Gott «Blauhals», Śiva] und verschwand. Und von da an habe ich bis heute, ohne abzuweichen, nur auf diese Art und Weise die Verehrung des Selbst betrieben.

Dank dieser Art der Verehrung, o Rāma, kann ich die Neigungen hier unbekümmert auf mich nehmen, auch wenn sie ganz auf ein gewöhnliches Leben ausgerichtet sind. Verbringe die Zeit in dieser kargen Wildnis des Saṃsāra, o Rāma, dank dieser Sicht [Philosophie] mit einem Gemüt, das ohne Anhaften ist; du wirst nie Kummer erleiden.»

So lautet im Vāsiṣṭha-Saṃgraha das zweiundzwanzigste Kapitel, *Über die Gottesverehrung*.

XXIII
Die Macht der Kraft des absoluten Bewußtseins

Vasiṣṭha sprach:

«Ein Gegenstand, der einen im ersten Augenblick, da man ihn erlangt, befriedigt [glücklich macht], tut dies *nach* dem ersten Augenblick seines Erlangens nicht mehr auf dieselbe Weise. Wer hätte das nicht schon erfahren? Ein Gegenstand, der einen zur Zeit, da man ihn begehrt, befriedigt, kann dies zu einem anderen Zeitpunkt nicht mehr auf die gleiche Weise tun. Darum läßt sich nur ein Kind vom Glück des Augenblicks gefangen nehmen, ein anderer [Weitblickender] tut dies nicht. Der Befriedigung, die im Augenblick des Begehrens empfunden wird, liegt nur Begehren als Ursache zugrunde; die Befriedigung erhält vom Unbefriedigtsein ihre Umgrenzung [Kontur]. Darum sollst du das Begehren bleibenlassen.

Wunsch möge Wunschlosigkeit werden, Vergegenwärtigen [imaginieren begehrter Dinge] zum Verschwinden kommen und das Gemüt zu Nicht-Gemüt werden: für dich, der du leben mögest, ohne haftenzubleiben. Nimm an, was du zu tun hast, doch halte inwendig die Sinne von Neigungen frei.

Wenn das Gemüt die Augen öffnet oder schließt, existiert der Saṃsāra oder löst sich auf. Mit dem Hemmen von Neigungen und Atem sollst du dem Gemüt sein Blinzeln [das Öffnen und Schließen seiner Augen] nehmen.

Das erst ist echtes Glück, wo kein Gemüt zutage tritt.

Zum besseren Verständnis höre hier nun die folgende schöne Parabel, o Rāma!

[Die Bilva-Frucht]

Es gibt eine große Bilva-Frucht, die auch im Verlaufe von Weltzeitaltern nicht älter wird. Selbst vom Wüten der großen Winde am Ende eines Kalpa [Äon] wird sie nicht ins Wanken gebracht. In ihren Ausmaßen nicht abzuschätzen, ist sie die Ur-Wurzel des Bestehens der Welt. Neben dieser Bilva-Frucht erwecken die Brahmā-Eier [Universen] gar sehr den Eindruck einer Reihe von Senfkörnern zu Füßen eines Berges. Das Mark dieser Quintessenz aller Früchte [dieser Frucht der Früchte] ist das in alle Richtungen ausgebreitete höchste Mark [eigentliche Substrat] dessen, was das Schauspiel des eigenen Selbst ausmacht. Der große, unendliche Luftraum hier, die Neumondsnacht der Zeit[134], das, was man die Ordnung der Dinge [das Schicksal] nennt, das aus Bewegung bestehende Tun, die Halle des Universums und die Reihenfolge der Himmelsgegenden, das und alles andere hier ist ein Schauspiel, das im Mark dieser Bilva-Frucht enthalten ist.

Rāma sprach:

«O Erhabener, der du den Kern aller Dinge kennst, ich glaube, mit der Bilva-Frucht hast du das große [allumfassende], aus nichts als dem absoluten Bewußtsein bestehende Existentsein beschrieben.»

Vasiṣṭha sprach:

«Höre, ich erzähle dir diese Parabel noch auf ein andere Weise.

[Der große Stein]

Irgendwo gibt es einen großen Stein: glatt, offen daliegend, angenehm zu berühren, von großem Umfang, kompakt und nirgends eine Lücke aufweisend. In seinem Innern hat es eine Fülle blühender Lotusse, deren Blätter ineinander greifen, so daß sie [die Lotusse] sowohl verborgen als auch sichtbar sind, mit der Wurzel nach oben, mit der Wurzel nach unten und ohne Wurzel die anderen.

Rāma sprach:

«Vom Stein des absoluten Bewußtseins hast du gesprochen, in dessen Innerem sich die Welt befindet. Weil es so kompakt ist und nur aus Einem besteht usw., darum ist dieses absolute Bewußtsein ein Stein [als Stein geschildert worden]. Genau gleich [wie jener Stein] hört das absolute Bewußtsein nicht auf, ein einziger Körper zu sein, auch wenn es alles [eine ganze Welt] in sich enthält. Genau gleich [wie die Lotusse im Stein] ruht auch die Menge der Universen mit ihrer unendlichen Vielfalt im absoluten Bewußtsein.

Sage mir, o Erhabener, wie ist die Natur des Puryaṣṭaka [des feinstofflichen achtgliedrigen Leibes] beschaffen?»

Vasiṣṭha sprach:

«Wenn das makellose Brahman, der Same [Ursprung] der Welten ohne Anfang und Ende, mit den Fiktionen des Nichtwissens verbunden ist, gilt es da [im Leben] als Seele *[jīva]*. In diesem Körper hier sammelt [rezipiert] und bewegt sich [reagiert] die Seele deutlich. Wenn sie sich als Ich empfindet, wird sie Ich *[ahaṃkāra]*, wenn sie denkt wird sie Gemüt *[manas]* genannt. Wenn sie sich mit Erkenntnis vergewissert, ist sie Geist *[buddhi]*, und wenn sie einen Indra[135] erblickt, ist sie Sinnesorgan *[indriya]*. Wenn sie einen Körper imaginiert, ist sie Körper, wenn sie einen Krug imaginiert [sich mit einem Krug identifiziert], ist sie Krug. Dieses Selbst, das sich dergestalt äußert, wird von den Menschen Puryaṣṭaka genannt. Dieses Seele *[jīva]* genannte Bewußtsein, welches erkennend, handelnd, genießend, wahrnehmendes Subjekt usw. zu sein wähnt, das ist es, was man Puryaṣṭaka nennt. Es liegt einzig am Puryaṣṭaka, daß die Menschen diese völlig unwirkliche Welt hier genauso wahrnehmen, wie sie von einem Traum zum anderen gelangen [und träumend nicht merken, daß es bloß Träume sind].

Wie Arjuna sollst auch du das Leben glücklich und ohne Ungemach verbringen.

[Eine Vorschau auf die Bhagavadgītā]

Yama [der Gott des Todes] wird Askese üben, wegen seiner eigenen unvergleichlichen Furcht vor dem Zunichtewerden. Infolgedessen wird diese Erde vollgestopft sein mit ausgelassenen Wesen, die nicht mehr sterben. Die Erde, von der Last überwältigt, wird sich hilfesuchend an Hari [Gott Viṣṇu] wenden. Nun wird Hari mit zwei Körpern zur Erde hinabsteigen: als Vāsudeva [Kṛṣṇa, Sohn des Vasudeva] und Arjuna. Dann, wenn es zur Schlacht kommt, wird Arjuna eigenen Leuten als Feinden gegenüberstehen und darob in Verzweiflung geraten. Ihn wird der Gott belehren, damit er nichts anderes als die ihm gestellte Aufgabe vollende. [Viṣṇu wird sagen:]

«Das Selbst, ohne Anfang, Mitte und Ende, *wird nicht getroffen, wenn der Körper getroffen wird.* Es ist *immerwährend, ungeboren, ewig,* frei von Geburt und Tod.[136]

Dem Yoga ergeben, sollst du deine Werke tun, ohne haftenzubleiben, o Beutegewinner![137]

Wirf alle Vorstellungen ab, bleibe gleich und ruhigen Gemüts. Die ganze Menge der Vorstellungen fahrenlassen: das wird Nicht-Haftenbleiben genannt.

An mich sollst du denken, mir ergeben sein: mich aufsuchend, sollst du mich verehren! So wirst du das Richtige tun, um zu mir zu gelangen: zum Selbst, dem höchsten Ziel.[138]

Wisse, o Guter, zwei Naturen habe ich zu eigen: eine gewöhnliche [die allgemein bekannt ist] und eine höchste [transzendente]. Die gewöhnliche ist mit Händen usw. versehen, die höchste ist feinstofflich [übersinnlich] und makellos. Solange du noch nicht erwacht bist [erkannt hast], sollst du ein Anhänger der gewöhnlichen sein. Und wenn du schließlich erwacht bist, dann wirst du die höchste erkennen.

Solange das Selbst nicht erkannt wird, o Guter, treten Neigungen in Erscheinung. Wenn man aber das Selbst erkennt und es zum großen Erwachen kommt, lösen sich die Neigungen auf.»

Auf diese Weise belehrt, wird er [Arjuna] vollständig von Kummer befreit sein.

Noch eine andere Geschichte sollst du im folgenden hören: die Legende von einem Bettelmönch.

[Die Geschichte vom Bettelmönch]

Es war einmal ein großer Bettelmönch, der sich ausschließlich der Übung des Samādhi [der Geistessammlung] hingab. Worauf sich sein Gemüt konzentrierte, dessen Form nahm es auch sogleich an.

Eines Tages wurde er, ohne ernste Absicht, zu einem Mann namens Jīvaṭa. In einem Traum wandelnd, wurde der Jīvaṭa zu einem Brahmanen. Und der Brahmane wurde, wiederum in einem Traum, zu einem Vasallen, und dieser seinerseits im Traum zu einem König. Desgleichen wurde dieser nun im Traum eine Götterfrau [Apsaras] und dann eine Gazelle, eine Liane und schließlich eine Biene. Die Biene erblickte einen Elefanten und wurde ein Elefant. Und weil sich der Elefant mit einer Biene identifizierte, die auf seiner Wange saß, wurde er wiederum eine Biene. Nachdem diese aber eine Wildgans in ihrer Nähe wahrgenommen hatte, flog sie als Wildgans umher und wurde ein Bewohner des Brahmā-Sees [wo die Wildgänse beheimatet sind].[139] Und diese erblickte eines Tages Rudra [eine Erscheinungsform Śivas]. Dabei erwuchs ihr die feste Überzeugung: ‹Ich bin Rudra.› Rudra aber – infolge der Tatsache, daß er zugleich eine Manifestation des höchsten Erkennens war – wurde dieser ganzen Geschichte seiner selbst gewahr und staunte:

‹Oh, wie seltsam ist doch diese Māyā [Illusion], die allen ihr klares Bewußtsein raubt! In hundert Existenzen bin ich umhergeirrt, und jetzt bin ich Rudra geworden! So erblicke ich nun, da ich wieder zu mir gekommen bin, alle diese eigenen Leben!›

So dachte Rudra und begab sich alsdann zu jenem Ort, wo sich der Bettelmönch aufhielt. Er weckte den Schlafenden auf und versah ihn mit Gemüt und Wahrnehmung. Da erinnerte sich auch der Bettelmönch an die Täuschung des eigenen Selbst. Sowie sich dieser als Rudra und Jīvaṭa usw. gesehen hatte, eilten die beiden [Rudra und der Bettelmönch] schnell zum Aufenthaltsort des Jīvaṭa. Sie weckten ihn, versahen ihn sogleich mit Gemüt und Wahrnehmung und begaben sich nun zu dritt zum Brahmanen, Vasallen usw. und weckten sie alle auf. Sie besaßen göttliches Erkennen und zeichneten sich insbesondere dadurch aus, daß sie hundert unvergleichliche Aspekte des Gottes Rudra darstellten. Dennoch gingen sie nun, von Rudra dazu aufgefordert, an ihre angestammten Orte zurück. Nach einiger Zeit vernichteten sie gemeinsam mit ihren Frauen den Körper, und alle vereinigten sie sich im Tod mit Rudra zusammen in Rudra.

Was und auf welche Weise auch immer es etwas erblickt, alles befindet sich im Behältnis dieses absoluten Bewußtseins.

Wer sich auf Eines nur ausrichtet, für den geht alles in Erfüllung, worauf er es abgesehen hat. Dadurch, daß die Seele des Bettelmönchs auf ein einziges Ziel ausgerichtet war, wurde sie zu Rudra und sah dann, als Rudra, daß sich der Inhalt der Vorstellung verwirklicht hatte. Die der Vorstellung des Bettelmönchs entstammenden Wesenheiten [wörtl. Seelen] wurden je für sich Wirklichkeit. Infolge Rudras Erkenntnis gingen sie zur höchsten Stätte ein.

Einer wird tausend, kraft der Vorstellung, wie der eine Hari [Viṣṇu] mit bloß scheinbaren Herabkünften verschiedener Aspekte [göttlicher Inkarnationen] für die Erhaltung der Welt besorgt ist.»

So lautet im Vāsiṣṭha-Saṃgraha das dreiundzwanzigste Kapitel, *Die Macht der Kraft des absoluten Bewußtseins*.

XXIV
Die Geschichte von Bhagīratha

Vasiṣṭha sprach:

«Mögest du das Schweigen des Tiefschlafs besitzen und das unruhige Gebaren des Gemüts von dir tun!»

Rāma sprach:

«Sage mir, o Brahmane, was ist das Schweigen des Tiefschlafs, o Herr des Schweigens?»

Vasiṣṭha sprach:

«Zurückhalten der Worte ist das Schweigen der Sprache. Hält man willentlich die Sinne zurück, so ist dies das Schweigen der Sinne. Gibt man jegliche Bewegung auf, so wird dieses Schweigen *Holzscheit* genannt. Bei diesen drei Arten des Schweigens tritt noch das Gemüt mit seinem unruhigen Gebaren in Erscheinung. Ein Schweigen jedoch, dem man ohne Unterschied, ohne Mühe, ohne Anfang und Ende obliegt und das sowohl beim Meditierenden als auch Nichtmeditierenden gefunden werden kann, das freilich ist das Schweigen des Tiefschlafs. Ein Schweigen, dem man ohne Verblendung obliegt, da man die Welt hier mit ihrer täuschenden Vielfalt in ihrem wahren Sein erkannt hat, das freilich ist das Schweigen des Tiefschlafs.

Die Art und Weise, wie man zum Schweigen des Tiefschlafs kommt, teilt die großen Yogins in zwei Schulen: Diejenigen, die mit der Erkenntnis richtigen Erkennens, mit steter Sammlung auf das Eine [Absolute] hin, also auf philosophischem Wege *[saṃkhyā]* erwacht sind [erkannt haben], gelten als Sāṃkhya-Yogins[140]. Diejenigen, die mit einer bestimmten Technik *[yukti = yoga]* die Körperwinde, den Prāṇa usw., stillegen und auf diese Weise zum makellosen Sein ohne Anfang und Ende gelangen, gelten als Yoga-Yogins. Sāṃkhya- und Yoga-Yogins erreichen beide das gleiche höchste Ziel.

Ununterbrochenes Einüben[141] der einen Wahrheit [oder der Wahrheit des Einen, Absoluten] führt zur Aufhebung des Atems [bzw. der Körperwinde] und das wiederum zum Niederhalten des Gemüts. Das ist die Summe dessen, was das Wort *Befreiung* meint. Einüben der einen Wahrheit, Aufheben des Atems, Verschwinden des Gemüts: ist nur eines davon zur Vollendung gekommen, kommen alle miteinander zur Vollendung.

Atem und Gemüt sind bei den Wesen stets unzertrennlich verbunden; sie fallen zusammen wie die Blüte und ihr Duft, sie treten auf wie Sesam und Sesamöl. Sie sind wie Behältnis [ein Stoff] und darin Enthaltenes [seine Eigenschaft]: wenn eines verschwindet, werden beide zunichte. Mit ihrer eigenen Vernichtung tun sie ein Werk, welches – Befreiung genannt – ihr höchstes ist.

Höre die folgenden schönen Fragen, die mir bei dieser Gelegenheit wieder in Erinnerung kommen.

[Die Fragen des Dämons]

In den Wäldern des Vindhyagebirges haust ein Dämon von großer Gestalt. Selbst dann, wenn er hungrig ist, tötet er nicht grundlos einen unschuldigen Menschen, auch wenn er ihn unmittelbar vor Augen hat. Denn die Guten lassen erkennen, was recht ist.

Des Nachts traf er einst auf einen König und sagte: «Du gehörst mir, o König, du sollst heute mein Essen sein!»

Und der König sprach: «Wenn du mir hier regelwidrig Gewalt antust und mich verspeist, dann wird ohne Zweifel der Kopf dir in tausend Stücke zerspringen!»

Darauf sagte der Dämon: «So will ich denn folgende Regel sagen [dieser mußt du genügen, damit ich dich laufen lasse]: Du bist ein König, und kommt ein Bittsteller, so mußt du ihn in allen seinen Wünschen zufriedenstellen. Du sollst auch mir eine Bitte erfüllen und auf einige Fragen Antwort geben:

Vor welcher Sonne Strahlen sind die Universen verschwindend kleine Atome?

Wer verläßt seine überaus reine, leuchtende Natur nicht, obgleich er sie, von einem Traum zum anderen eilend, hundert- und tausendmal verläßt?

Vor welchem Atom sind, ohne daß es seine Eigenschaft als Atom [winziges Teilchen] aufgibt, das Universum, der Luftraum, die Menge der Wesen, das Reich der Sonne und der Götterberg Meru bloß kleinste Atome?

Wer enthält, ohne Glieder zu besitzen, die Dreizahl der Welten als sein Mark?»

So fragte der Dämon. Der König aber lachte und sprach:

«Die aus Erkennen bestehende, hell leuchtende Sonne des absoluten Bewußtseins hast du beschrieben; vor ihr sind die weiträumigen Welten hier bloß Sonnenstäubchen [feine, in ihrem Licht tanzende Partikelchen].

Das mit der Eigenschaft vollkommener Ruhe versehene Brahman ist es, das im großen Traum mit Namen Welt von einem Traum zum anderen eilt und dennoch seine vollkommen ruhige Natur überhaupt nicht verläßt.

Weil feinstofflich [nicht wahrnehmbar] und unauffindbar, ist das höchste Selbst jenes winzige Atom, und vor diesem erscheint der Götterberg Meru und all das andere wie kleinste Atome.

Und obwohl das höchste Selbst die Gestalt sämtlicher Glieder annimmt, hat es keine Glieder zu eigen, und die Dreizahl der Welten ist nichts als das Mark dieses bloß aus Bewußtsein bestehenden.»

Sowie er dies aus dem Munde des Königs vernommen hatte, kam der Dämon zur Ruhe. Er versank in tiefe Meditation und hatte den schlimmen Hunger vergessen.

Demjenigen, der das Gemüt von allem zurückgezogen hat und stets auf alles mit gleichem Auge schaut, der festen Sinnes ist, sich nicht betören läßt und tut, was die Umstände verlangen, dem gelingt – wie dem König Bhagīratha – selbst das, was sonst kaum zu vollbringen wäre.

[Die Geschichte von Bhagīratha]

Es war einmal ein höchst gewissenhafter König namens Bhagīratha. Er war noch jung und dachte bereits über den Gang der Welt nach. Da sein Gemüt gar sehr in Bestürzung geriet, fragte er seinen Lehrer Tritula:

«Wie kommt, o Erhabener, dieses ganze furchteinflößende Unglück zu einem Ende, das da in Alter, Tod, Täuschung usw. besteht? Daß der Körper usw. bloßes allgegenwärtiges, ruhiges, makelloses und unvergängliches absolutes Bewußtsein und nichts anderes ist, das ist mir bekannt, o großer Weiser! Doch wird mein eigenes Innewerden hier nicht klar, o Herr! Wie stelle ich es an, daß meine Wahrnehmung dem allezeit gleichkommt?»

Tritula sprach:

«Durch Erkennen *[jñāna]* wird das Gemüt im Innern ganz auf das, was es zu erkennen gilt, ausgerichtet. Dadurch wird es allumfassend und nimmt nicht mehr die Eigenschaft einer individuellen Seele an.

Nicht haftenbleiben, nicht an Söhnen, Weib, Haus und dergleichen hängen und sich stets so verhalten, daß das Gemüt gleich bleibt [sich nicht verändert, keine Emotionen zeitigt], wenn Erwünschtes und Unerwünschtes eintrifft; mit keinem anderen Mittel als dem Selbst sich dieses [das Selbst] unaufhörlich vergegenwärtigen; abgesonderte Orte aufsuchen und Gesellschaften [wörtl. Ansammlung von Leuten] meiden; sich fortwährend mit dem Wissen vom Selbst [den entsprechenden Schriften] abgeben und das, was das wahre Wissen besagt, vor Augen haben: das nennt man *Erkennen,* und was sich davon unterscheidet, ist *Nichterkennen*.

Wenn das Ichempfinden versiegt ist, dann, o König, wird einem das Erkennen zuteil.»

Bhagīratha sprach:

«Wie gibt man in diesem Körper das seit je bestehende Ichempfinden auf?»

Tritula sprach:

«Wenn das Ich mit Willenskraft dazu gebracht wird, daß es aufhört, irgendwelche genußreiche Dinge zu vergegenwärtigen, und so zum weitoffenen Existentsein [zur unendlichen Wirklichkeit] gelangt, dann löst es sich auf. Wer, da er gänzlich aufgehört hat zu unterscheiden, alle Wünsche abgelegt hat und besitzlos geworden ist, dessen Ich ist erloschen.»

Sowie er dies aus dem Munde des Guru vernommen hatte, gab er alles auf, was er besaß. Zur großen Bestürzung der Minister und Untertanen, überließ er das eigene Königtum dem Feind, gab alles weg bis auf das Untergewand und ging aus seinem Land fort. Und der Standhafte machte nur noch dort Halt, wo man nichts von ihm wußte. Nach ganz kurzer Zeit waren alle seine Wünsche versiegt, mit höchstem innerem Frieden kam er im Selbst zur Ruhe.

Er wanderte auf der Erde umher. Da gelangte er eines Tages in seine eigene Stadt. «Herr, nimm das Königtum zurück!» So bat auch der Feind den Weisen. Doch nahm Bhagīratha außer Almosen nicht einen Strohhalm an.

Irgendwann traf der am Selbst nur sich Erfreuende seinen Lehrer Tritula wieder. Einige Zeit verbrachte er nun mit ihm zusammen im Vana [in der freien Wildnis] und an anderen Orten. Sie waren beide zu Gleichsein [vollkommener Indifferenz] gelangt, und so zogen sie von Gegend zu Gegend. Sie suchten weder Lust noch Unlust noch auch ein Mittelding. Von Siddhas [halbgöttlichen Wesen] erhielten sie übernatürliche Fähigkeiten angeboten, für sie jedoch war das bloß unbrauchbar gewordenes Stroh.

Nun geschah es, daß in irgendeinem Land der König starb. Seine Untertanen erkannten, daß der Mann, der da als Weiser in Erscheinung trat, Bhagīratha war, sie nahten sich ihm, nahmen ihn mit sich nach Hause und machten ihn voller Freude zu ihrem König. Sowie er dort nun König war, suchten ihn seine früheren Minister auf. Und als sie ihn darum baten, wurde er wiederum auch ihr König – gleich bleibend, ruhigen Gemüts, schweigend, ohne Leidenschaft und ohne Mißgunst.

Nachdem er sodann tausend Jahre sehr strenge Askese geübt hatte, brachte er, um seine Vorfahren zu retten, die Gaṅgā zur Erde nieder.»[142]

So lautet im Vāsiṣṭha-Saṃgraha das vierundzwanzigste Kapitel, *Die Geschichte von Bhagīratha*.

XXV
Cūḍālās übernatürliche Fähigkeiten

Vasiṣṭha sprach:

«Es gab vor langer Zeit in der Stadt der Mālavas einen König namens Śikhidhvaja[143]. Sein Weib hieß Cūḍālā und war die Tochter des Königs von Surāṣṭra. In ihren Gedanken einander stets nahe, wuchs Liebe zwischen den beiden. Als aber viele Jahre voller Verhüllung[144] [in lauter Unwissenheit] dahingegangen waren, die Jugend allmählich verschwand, wie Wasser aus einem gespaltenen Krug, und ihnen bewußt geworden war, daß es einzig nur das Erkennen des Selbst als Heilmittel gegen die Krankheit des Saṃsāra gab, da hatten sie kein anderes Interesse, kein anderes Ziel mehr als dieses.

Da dachte sie [Cūḍālā], die sich ununterbrochen mit den Schriften auseinandersetzte, o Rāma, bei Tag und Nacht folgendermaßen über das eigene Selbst nach:

‹Wer ist es, der dieser Täuschung unterliegt [wem eigentlich wird dieses illusinäre Leben zuteil]? Wie und wo ist sie in Erscheinung getreten?

Was nun den Körper angeht, der ist stumpf [für sich allein völlig unbewußt], ich aber bin nicht ohne Bewußtsein, soviel ist gewiß. Stumpf sind auch die Tatvermögen [Sprechen, Handeln, Sehen, Schmecken, Riechen] sowie die Sinnesvermögen [Hören, Tasten, Sehen, Schmecken, Riechen], weil sie vom Gemüt in Gang gesetzt werden. Und auch das Gemüt ist stumpf, weil es von den Entscheidungen [Bewußtseinsimpulsen] des Geistes [des Zentralsinnes] angetrieben wird. Desgleichen ist der Geist stumpf, weil er vom Ich angestoßen wird. Das Ich ist stumpf, weil es von der Seele hervorgebracht wird. Und die als Fiktion zur Erscheinung gelangende Seele hat ihr Leben wiederum von etwas anderem ... O ja, ich weiß! Diese Seele hat ihr Leben von etwas, das aus absolutem Bewußtsein besteht. Und jetzt will ich sehen, wovon dieses absolute Bewußtsein wahrgenommen wird. – Oh! Es ist erkannt, was zu erkennen ist, nach langer Zeit, das Makellose! – Ja, denn das hier, angefangen bei Gemüt, Geist, Tat- und Sinnesvermögen bis hin zur Manifestation des absoluten Bewußtseins [zu demjenigen, wovon die Seele ihre Existenz hat], ist alles nichtseiend [ohne eigene Realität] und ohne Aufmerken [ohne eigenes Bewußtsein] vorhanden. Es gibt hier einzig nur das große absolute Bewußtsein, dessen Wesen keinerlei Ich kennt. Dieses plötzlich zum Vorschein kommende [sich als jenes Nichtseiende manifestierende], vollkommen reine, stets aufgegangene [nie untergehende], ewig gleiche, wird mit Namen wir Brahman und höchstes Selbst besungen!›

Und so hatte sie Tag für Tag am eigenen Selbst nur ihre Freude, im Innersten vom großen Gewinn des höchsten Selbst erfüllt. Dadurch, daß für sie das Selbst erschienen war, weil sie ununterbrochen das eigene kritische Unterscheidungsvermögen übte, nahm Cūḍālā ein Aussehen an, daß von unvergleichlicher Schönheit war. Als der König sie nun erblickte, staunte er und sprach:

«Es scheint gar sehr, mein Weib, als seist du wieder jung geworden! Und dein Gemüt, sehe ich, ist tief und klar!»

Cūḍālā sprach:

«Weil ich all das hier aufgegeben habe und zu dem völlig anderen gelangt bin, das sowohl wirklich auch als unwirklich ist, darum ist mir Schönheit verliehen!

Ich frohlocke nicht und zürne nicht, darum ist mir Schönheit verliehen!

Ganz allein ergötze ich mich am bloßen, luftraumgleichen Inneren; stets nur am Selbst habe ich Gefallen, darum ist mir Schönheit verliehen!»

Der König verstand den Sinn ihrer Worte nicht. Er lachte und stand auf, überzeugt, daß dies alles nicht ernst zu nehmen war. ‹O wie schade! Der König hat nicht im Selbst zur Ruhe gefunden, er hat meine Worte nicht verstanden›, dachte Cūḍālā traurig und wandte sich ihrer Beschäftigung [ihrem Alltag] zu.

Eines Tages hatte Cūḍālā, obgleich sie für immer gesättigt und wunschlos war, spontan [durch nichts verursacht] einen Wunsch: sich ohne alle Anstrengung im Luftraum fortzubewegen. Sie verzichtete deshalb auf alle Annehmlichkeiten und beschäftigte sich an einem menschenleeren Ort lange mit dem nach oben gehenden Atemwind.[145]

[Yogischer Exkurs]

Im Zusammenhang mit der Geschichte von Śikhidhvaja [bzw. Cūḍālā] sollst du im folgenden nun von jenem Tun hören, dessen Resultat die Siddhis [übernatürlichen Fähigkeiten] sind: vom Umgang mit den Winden des Prāṇa usw.

Durch Reinheit von Nahrung und Sitz, durch regelmäßiges Vergegenwärtigen dessen, was die Śāstras lehren, durch Aufgeben der Genüsse, durch Aufgeben von Zorn usw. [und allen anderen Emotionen], durch das Aufsuchen von guten Leuten und durch beständiges Üben von Prāṇāyāma [Atembeherrschung] stehen dem Wissenden, aufgrund seiner Meisterschaft, sogleich alle Prāṇas zu Diensten, wie Diener ihrem Herrn. Und wenn die Körperwinde zu Diensten stehen, sind einem jeden, o Rāma, alle erdenklichen Güter erreichbar, vom Königtum bis hin zur Befreiung.

Am Ort der *Schildkröte*[146] gelegen, befindet sich in allen Lebewesen, selbst in einem Insekt usw., die reine höchste Kraft *[śakti]*, kreisförmig wie eine Schlange und vom Atemwind stets in Bewegung gehalten. Sie wird darum Kuṇḍalinī [die «Ringförmige»] genannt. Mit ihr verbunden sind sämtliche Nāḍīs [«Röhren», Adern], die sich im Gehäuse des Innern [im Körperinnern] befinden. Es heißt, daß sie aus Atem bestehe.[147] In ihrer Eigenschaft als Prāṇa und Apāna eilt sie nach unten [Apāna] und nach oben [Prāṇa].[148]

Wenn der Atemwind im Innern zurückgehalten wird, gibt es für den Menschen keine Krankheit mehr.

Als Krankheit bezeichnet man das Unglück des Körpers, das aus Neigungen bestehende Unglück nennt man Kummer.

Vom Einnehmen schlechter Speisen und Aufsuchen schlechter

Orte, von Tätigkeiten zu schlechter [unpassender] Zeit, vom Fehler, mit schlechten Leuten zusammenzusein, ferner, wenn die Nāḍīs geschwächt oder bei den verschiedenen Öffnungen zu voll sind und der Atem mangelhaft geworden ist, dann entsteht Krankheit im Körper.

Wenn der Kummer verschwindet, verschwinden auch die aus Kummer entstandenen Krankheiten vollständig. Die nicht aus Kummer hervorgegangenen Krankheiten jedoch vergehen mit Hilfe von Substanzen, Mantras [Besprechungen] und Therapien, wie sie in den Śāstras [Schriften] der Ärzte usw. genannt werden, und das kennst du ja. [Darum nur zum ersteren Fall:]

Wenn das Gemüt in einem schlechten Zustand ist, wird der Körper völlig erschüttert [aus dem Gleichgewicht gebracht]. Infolge der Erschütterung hören die Atemwinde auf, gleichmäßig zu strömen, und wenn der Atem nicht mehr gleichmäßig strömt, geraten die Nāḍīs in Unordnung. Das fehlerhafte Funktionieren von Nāḍīs und Atem bewirkt, daß die Speise nur noch schlecht, gar nicht oder zu sehr verdaut wird und eine üble Wirkung zeitigt. Es sind genau diese für den Körper unverträglichen Speisen, die – wegen ihrer natürlichen Eigenschaft, sich umzuwandeln – zu Krankheit werden. So also wird Kummer Krankheit, und sie vergeht, wenn der Kummer vergeht.

Wie es die Eigenschaft der Harītakīs [der Früchte des gelben Myrobalan-Baumes] ist, reinigend [nämlich abführend] zu wirken, so kommt auch das Gemüt mit Mantras – dadurch, daß man sie vergegenwärtigt [sich auf sie konzentriert, sich mit ihnen identifiziert] –, ferner mit Riten [religiösen Handlungen] und mit dem Aufsuchen von Guten [großen Menschen] zu Makellosigkeit; und dann breitet sich Glückseligkeit aus. Sobald das psychische Wesen rein ist, strömen die Atemwinde regelmäßig und die Speisen werden richtig verdaut. Damit verschwindet die Krankheit.

Höre jetzt, wie der Yoga der Kuṇḍalinī ausgeführt wird:

Füllt man diese, Pūraka [«Einfüllen» der Luft] übend, unermüdlich an, dann erlangt der Körper merugleiche Festigkeit und schwillt an. Wenn sie mit Pūraka gefüllt worden ist und die Atemwinde im Innern angehalten werden, wenn sie diesen ganzen eigenen Körper schwimmen [oder schweben] läßt[149], erlangt man durch die Entfaltung solchen Übens die Fähigkeit, sich im Luftraum fortzubewegen [zu fliegen].

Wenn die Kuṇḍalinī-Kraft in die Brahma-Nāḍī [die Hauptader] strömt und außerhalb der oberen Pforte bei einer Distanz von zwölf Daumenbreiten vermittelst des Recaka [«Entleeren»], welcher die anderen Nāḍīs versperrt, einen Augenblick zum Stillstand kommt, dann sieht man die, die sich im Luftraum fortbewegen.[150]

Wird der Atem unter Anwendung der Recaka-Übung *lange* bei einer Distanz von zwölf Daumenbreiten außerhalb der Öffnung zum Stillstand gebracht, so geht man in einen anderen Körper ein.»

Rāma sprach:

«Wie läßt man diesen Körper winzig klein oder sehr groß werden, daß er z. B. durch feine Ritzen gehen oder den Luftraum füllen kann?»

Vasiṣṭha sprach:

«Einzig nur das bloße absolute Bewußtsein gibt es hier, und dieses ist feiner als alles Feine. Dieser Körper ist völlig unwirklich, es gibt ihn nur im Irrtum der Vorstellung [in der Vorstellung der Unwissenden]. Und auf gleiche Weise erblicken auch diejenigen, die das Selbst erkannt haben, mit derselben starken Imagination sogleich alles genau so, was und wie sie es imagnieren [vergegenwärtigen]. Betrachtet man diesen Körper als wirklich, ist es tatsächlich ein Körper; doch als unwirklich betrachtet, wird der Körper Luft [zu leerem Raum].

Das ist die Technik der Imagination, um das Ziel äußerster Kleinheit usw.[151] zu erreichen. Sie ist leicht zu erlangen, o Kluger, für diejenigen, deren Erkenntnis [oder Bewußtsein] mit Yoga vollendet wurde.

Und so lernte das schöne Weib des Königs, Cūḍālā, mit ausdauerndem Üben die Eigenschaft äußerster Kleinheit usw. zu beherrschen. Doch der König hatte von ihr, der mit solchen Vorzügen ausgestatteten, überhaupt keine Ahnung. Wiederholt suchte sie ihn zu belehren, doch der König erkannte nicht.

Die Methode der Unterweisung, o Rāma, bedeutet, nichts anderes als die festgeschriebene Ordnung einzuhalten. Doch Ursache der Erkenntnis ist einzig und allein die Einsicht des Schülers.»

Rāma sprach:

«Wenn das so ist, o großer Weiser, wie kann dann bei dieser Lage [hoffnungslosen Situation] der Menschen die Methode der Unterweisung durch einen Lehrer noch Ursache [sinnvolles Mittel] zum Erkennen des eigenen Selbst sein?»

Vasiṣṭha sprach:

[Die erste Geschichte vom Cintāmaṇi]

«Es war einmal ein großer Geizhals. Der hatte in der Einöde des Vindhyagebirges ein Otterköpfchen [eine fast wertlose Muschelmünze] verloren. Um es wiederzuerlangen, durchstöberte er alles, Gras, Spreu usw., drei Tage lang. Da fand er den Cintāmaṇi] den Stein aller Wünsche]. Weil er dergestalt nach dem Otterköpfchen gesucht hatte, ohne zu ermüden, wurde ihm der Edelstein zuteil.

Und so kommt man durch die gehörte Unterweisung zum Erkennen des eigenen Selbst. Man sucht etwas und erhält etwas anderes aus der Unterweisung des Lehrers. Für dieses große Ziel der Wahrheit erhält die nichtursächliche Belehrung des Guru genauso die Bedeutung einer Ursache, wie das Otterköpfchen im Falle des Edelsteins.»

So lautet im Vāsiṣṭha-Saṃgraha das fünfundzwanzigste Kapitel, *Cūḍālās übernatürliche Fähigkeiten.*

[Cūḍālā und Śikhidhvaja: Zweiter Teil]

XXVI
Die Askese des Śikhidhvaja

Vasiṣṭha sprach:

«Der König aber, der noch ohne das Erkennen des Selbst war, wurde vom Unglück gar sehr gepeinigt. Er machte beträchtliche Schenkungen und unternahm eine Pilgerfahrt. Er kasteite sich mit Fasten und dergleichen, doch den Kummer wurde er nicht los. Eines Tages sagte mit süßen Worten der König zu Cūḍālā:

«Ich habe nun lange das Königtum genossen und die Stufen der Macht erlebt. Jetzt ist mir das alles gleichgültig geworden, ich will mich in die Wildnis begeben. Wer im Vana wohnt, denke ich, besitzt ein Glück, das weit bedeutsamer ist als ein Königtum. Ich bitte dich, o Frau, diesem meinem Plan nichts in den Weg zu legen. Du sollst hier regieren und das Königtum hüten, o Beste!»

So sprach der König zu seiner Gattin und ging um Mitternacht von dannen.

Schließlich kam er zu den Hängen des Mandaraberges. Dort schlug er, an der einzigen ebenen Stelle, in einer Hütte aus Laub seine Wohnung auf. Außerdem verschaffte er sich alles, was ein Asket zu seinem Tun benötigt. Am Morgen übte er nach der Saṃdhyā [nach den Riten zur Zeit der «Dämmerung»] eine Wache [drei Stunden] Japa [Mantra-Rezitation], während der zweiten Wache sammelte er Blumen, dann fand die Waschung und die Götterverehrung statt. Hernach aß er wilde Früchte und widmete sich anschließend wiederum dem Japa.

Als in der Stadt Cūḍālā erwachte, war die vom Gatten verlassene überaus bekümmert. Sie schwang sich aus einem Windloch [einer kleinen Fensteröffnung], sah den Gatten und kehrte wieder zurück.

‹Ich muß es genug sein lassen mit diesem Gang. Denn erst nach sehr langer Zeit darf ich wieder zu ihm gehen.› Nachdem ihr das klar geworden war, beruhigte sie die Leute damit, daß sich der König soeben aus irgendeinem Grund fortbegeben habe, und hütete für den Gatten das Königtum.

Als achtzehn Jahre so verstrichen waren, da dachte sie, daß die Zeit für sie nun gekommen sei, den Gatten aufzusuchen. Durch die Luft begab sie sich zum Mandara und gewahrte ihren Mann.

‹Ach, wie schrecklich ist doch für den, der sich in sämtlichen Wissenschaften auskennt, das Nichtwissen [das Nichterkennen des Selbst], das zu derartigen schlimmen Zuständen führt! Jetzt muß ich ihn hier unbedingt die Wahrheit lehren! Doch, wenn er mich bloß als sein törichtes Weib betrachtet, tut er nicht, was ich sage. Darum will ich den Mann sogleich in Gestalt eines Asketen belehren.› Sie dachte es und wurde, aufgrund einer Meditation, der Sohn eines Brahmanen.

Sowie er diesen vor sich erblickte, die weise heilige Schnur um den Körper und mit einem zwiefachen weißen Gewand versehen, da sagte der König:

«O Sohn eines Gottes, Erhabener, wer bist du? Woher kommst du? Das ist gewiß ein segensreicher Tag, daß ich dich heute erblicken durfte!»

So sprach er und entbot das Wasser zum Willkomm und was sonst noch dem Gast gebührte. Sie aber sagte:

«Ein blühendes Königtum hast du verlassen und die Wildnis gesucht, mit ruhigem [weltabgewandtem] Gemüt, o Guter! Nicht wahr, du hast reichlich Tapas [Askese, asketisches Verdienst] gehäuft? Höre mir zu, o König, ich will dir deine Frage ganz genau beantworten:

Einst, vor langer Zeit, meditierte der Weise Nārada an einem Ort, wo er gut verborgen war [und zwar in unmittelbarer Nähe der Gaṅgā]. Plötzlich erblickte er eine Gruppe von Frauen, die sich beim Spiel im Fluß vergnügten. Im gleichen Augenblick regte sich auch schon das Gemüt des Weisen voller Entzücken und machte sich von aller Einsicht los. Das Gemüt erging sich in Wonne, der Atemwind geriet in Bewegung – und so wurde er ob der Wollust des Gesehenen aus dem Gleichgewicht gebracht.»

Śihidhvaja sprach:

«Wie ist es möglich, daß selbst er, ein solcher Weiser, ungeachtet seines großen Wissens, und obgleich er ein zu Lebzeiten Befreiter war, derart unter den Einfluß der Wollust kam!»

Cūḍālā sprach:

«Wird die makellose, wahrhaft seiende eigene Natur [das höchste Selbst] auch nur für einen kleinen Augenblick vergessen, kommt das Sichtbare [die Sinnenwelt] zum Vorschein, wie eine Wolke zur Regenzeit. Von den beiden Früchten des Glücks und Unglücks [oder der Lust und Unlust] zu kosten, bedeutet für die Seele Gebundensein, nichts anderes; das Fehlen dessen bedeutet Befreiung. Das sind ihre beiden Möglichkeiten.»

Śikhidhvaja sprach:

«Was du sagst, ist ganz vorzüglich und bedeutungsvoll, o Bester der Lehrenden! So erzähle mir zunächst nur in Kürze, wie du entstanden bist. Dann will ich mit Bedacht deiner erkenntnisreichen Rede lauschen.»

Cūḍālā sprach:

«Der Weise tat seine Kraft [seinen Samen] in einen mit Milch gefüllten Krug. Einen Monat später kam ich voll ausgewachsen aus dem Krug *[kumbha]* hervor, und nachdem der Schöpfergott mich, seinen Enkel [denn Nārada ist ein Sohn des Gottes Brahmā], gesehen hatte, machte er mich zu einem Wissenden[152]. Ich heiße darum Kumbha und streife, wie es mir beliebt, in den Welten umher.

Doch Schluß jetzt mit meiner Geschichte. Wer bist *du* denn? Was tust du auf dem Berg?»

Śikhidhvaja sprach:

«Im Vana wohne ich, weil ich den Schrecken des Saṃsāra fürchte. Ich bin der König Śikhidhvaja. Ich habe das Königtum aufgegeben und bin nun hier. Obgleich ich jedoch dieses heilige Werk [diese Riten] verrichte, komme ich vom Unglück in eine Masse von Unglück [bin ich vom Regen in die Traufe geraten].»

Cūḍālā sprach:

«Es ist doch das Erkennen, das von Gurus den Königen nahegelegt wird! Letzte Zuflucht sind religiöse Riten nur für die, o König, welche die Sicht des Erkennens noch nicht erworben haben!

Gewinnbringend sind Riten beim Unwissenden darum, weil es

hier um nichts als Neigungen geht. Doch für den Wissenden sind sämtliche nutzlos, weil da alles, was Neigungen sind, verschwunden ist.

Wenn für einen das Nichtwissen mit Hilfe der Imagination [Vergegenwärtigung]: ‹Alles ist Brahman›, beseitigt ist, dann stellen sich bei ihm Neigungen sowenig mehr ein, wie bei Kundigen die Idee von Wasser in einer Wüste [angesichts einer Fata Morgana].

Das, was einem hilft, den Saṃsāra zu überwinden, ist das Erkennen. Warum bleibst du dem Nichterkennen verhaftet? – ‹Was bin ich? Wie ist all das hier entstanden? Wie kommt es wieder zur Ruhe [zum Verschwinden]? Was bedeutet Gebundensein? Was bedeutet Befreiung?› – Warum, o König, begibst du dich nicht, so fragend, zu Füßen derer, die das jenseitige und diesseitige Ufer kennen?»

Śikhidhvaja sprach:

«Oh ja, mir wird klar, daß du recht hast! Du bist mein Freund, Lehrer und Vater! Berichte mir schnell von diesem erhabensten Brahman, das du da kennst, das man bloß zu erkennen braucht, um nicht mehr bekümmert zu sein, das mir zu innerem Frieden verhilft!»

Cūḍālā sprach:

«Wenn ich unbedingte Autorität[153] bin, dann will ich dich lehren. Andernfalls kann gesagt werden, was will, es wird nutzlos sein.

[Die zweite Geschichte vom Cintāmaṇi]

Es war einmal ein Weiser, der die Grundprinzipien sämtlicher Wissenschaften kannte. Dieser gab sich alle erdenkliche Mühe, den Cintāmaṇi [den Stein aller Wünsche] zu erlangen, was gewöhnlich nur mit unendlicher Anstrengung zu vollbringen ist, – und erblickte ihn, mit der Hand zu greifen. Er hegte jedoch Zweifel und nahm den Edelstein nicht. ‹Ich bin doch ein Mensch, fürwahr, der noch kaum Tapas [Askeseverdienst] erworben hat und im Vergleich mit einem Sādhu [einem «Guten», wirklichen Asketen] einen gar jämmerlichen Eindruck macht! Wie sollte ich denn erfolgreich sein, solange ich einzig auf Unglück Anspruch habe?› dachte er, und als sich der Tor nicht anders besann, verschwand der Edelstein.

Und der Mann strengte sich von neuem an, den König der Juwelen zu erlangen. Da sah der Dummkopf ein glänzendes Stück Glas. Er nahm diesen falschen Stein und gab den früheren Reichtum auf, in der Meinung, von diesem *Stein aller Wünsche* ja doch alles zu erhalten, was sollte er noch mit dem ganzen Besitz. Er nahm also diesen unechten Stein, ging an einen weit entfernten anderen Ort und geriet dort in große Not mit dem bißchen Glas.

[Die Geschichte vom Vindhya-Elefanten]

In der wilden Gegend des Vindhya hauste ein Elefant, Anführer einer großen Elefantenherde. Der wurde von einem Elefantentreiber überlistet und mit einer Menge Eisen gefesselt. Unter Qualen gelang es ihm, mit den Stoßzähnen die Ketten zu sprengen. Sowie nun sein Feind bemerkte, daß er die Fußketten gesprengt hatte, stürzte sich dieser kurzentschlossen von einer Palme auf den Kopf des Elefantenbullen herab. Er verfehlte aber sein Ziel, und der Bösewicht fiel zu Boden. Als ihn der große Elefant vor sich liegen sah, hatte er Mitleid. – Es gibt solche, die sind selbst im Zustand eines Tieres noch Gute mit großen Eigenschaften! – Der Elefant begnügte sich, den Ort zu verlassen und wegzugehen. Als der Elefant fort und der Elefantentreiber aufgestanden war, da hob dieser Bösewicht, begierig seiner wieder habhaft zu werden, im Busch eine kreisförmige Grube aus. Der Elefant spazierte im Vana umher und fiel in diese Grube. Und so kam es, daß ihn der Elefantentreiber von neuem in Fesseln legte. Hätte er den Feind gleich damals, als er vor ihm lag, getötet, so hätte ihn nicht das Unglück ereilt, in einer Grube gefangen zu werden.»

Śikhidhvaja sprach:

«Der den Edelstein zu gewinnen trachtete, und der Vindhya-Elefant, der gefangen wurde, sag, wie ist das zu deuten?»

Cūḍālā sprach:

«Wenn da einer genannt wurde, der das Juwel zu gewinnen trachtete, so bist du das, o König! Und der Cintāmaṇi, wisse, o Guter, ist das wahrhaftige[154] Aufgeben von allem. Weil du das Aufgeben jedoch nicht zu Ende geführt hast, ist dir das Glas, die Askese, vor Augen erschienen. Du bist völlig sicher gewesen, den Cintāmaṇi erlangt zu haben, und hast, o Guter doch nicht ein Stückchen des Kristalls gefunden.

Jener Elefant im Vana des Vindhya, der bist du auf dieser Erde hier. Dein Lebensüberdruß und dein kritisches Unterscheidungsvermögen sind seine beiden weißen Zähne. Der Elefantentreiber jedoch ist dein Nichterkennen, und die Fesseln der Wünsche sind die Ketten. Du hast sie in der Tat gesprengt, als du von den Dingen des Genusses nichts mehr wissen wolltest. Sowie du das Königtum verließest, ist das Nichtwissen zu Boden gestürzt. Hättest du in dem Augenblick das Nichtwissen tödlich getroffen, so hätte es dich nicht wieder treffen können. Also hat dich der Feind des Nichtwissens in die Grube fallen lassen: in die Illusion der Askese.

O König, warum hast du das Aufgeben von allem nicht vollständig ausgeführt?»

So lautet im Vāsiṣṭha-Saṃgraha das sechsundzwanzigste Kapitel, *Die Askese des Śikhidhvaja*.

[Cūḍālā und Śikhidhvaja: Dritter Teil]

XXVII
Cūḍālās Unterweisung

Śikhidhvaja sprach:

«Königtum, Haus, ein solches Land und auch mein Weib habe ich aufgegeben, o Guter! Warum ist das Aufgeben von allem noch nicht vollbracht?

Wenn das für mich nicht alles ist, dann ist das Vana [die freie Wildnis] für mich alles. Auch das will ich jetzt aufgeben!»

Nachdem er so gesprochen hatte, wischte der selbstbeherrschte, tapfere Śikhidhvaja fest entschlossen seine Hinneigung zum Vana fort.

Kumbha sprach:

«Auch das ist für dich nicht alles. Wie kannst du nur alles aufgegeben haben!»

Śikhidhvaja sprach:

«Wenn das für mich nicht alles ist, dann sind die Gefäße und alle die anderen Utensilien für mich alles.»

Nachdem er sich also entschieden hatte, auch das aufzugeben, und alle Gefäße usw. verbrannt hatte, da sagte der König zufrieden:

«Jetzt bin ich ein Sarvatyāgin [«einer, der alles aufgegeben hat»]! – [Es stimmt:] Das Gemüt nähert sich in dem Maße höchster Glückseligkeit, als man die Ursachen des Gebundenseins aufgibt. Jetzt bin ich ein Luftgewandeter![155] Was bleibt da noch übrig?»

Kumbha sprach:

«Du hast noch nicht alles aufgegeben! Du sollst dir nichts vorspielen, es hilft nichts!»

Sowie der König dies vernommen hatte, dachte er etwas nach und sagte dann:

«Der aus Fleisch bestehende Körper ist beim Aufgeben von allem noch übriggeblieben. Wenn ich auch diesen jetzt vernichte, dann bin ich wirklich ein Sarvatyāgin!»

Da erhob er sich – doch sie, die kumbhagestaltige, griff tadelnd ein:

«Auch wenn der Körper aufgegeben wird, das Aufgeben von allem kommt doch nicht zustande! Erst, wenn du dasjenige Übel aufgibst, das diesen Körper hier in Bewegung versetzt, das der Same [die eigentliche Ursache] der Wiedergeburten und des Tuns ist, erst dann hast du das große Aufgeben erreicht!»

Śikhidhvaja sprach:

«Was ist es, das den Körper in Bewegung versetzt? Was ist der Same der Wiedergeburten und des Tuns? Was muß man aufgeben, daß alles aufgegeben ist, o Schöner?»

Kumbha sprach:

«Wisse, das Gemüt ist das Blendwerk der Welt, das Gemüt gilt als die Fessel. Wenn das, o Guter, aufgegeben ist, dann ist das Aufgeben von allem da! Das Gemüt wird als der Same von Wiedergeburten und Tun bezeichnet, das Gemüt versetzt, wie der Wind einen Baum, den Körper in Bewegung! *Aufgeben des Gemüts* nennen Leute, die das Aufgeben kennen, das Aufgeben von allem!»

Śikhidhvaja sprach:

«Erkläre mir zuerst das Wesen des Gemüts und danach, wie man es aufgibt!»

Kumbha sprach:

«Wisse, o großer König, es sind die Neigungen, die das Wesen des Gemüts ausmachen.

Das Ich, dem die Strebungen entstammen, ist das aus Wahrnehmen bestehende Selbst des Gemüts. Und das, o Kluger, wisse, ist der Same [Ursprung] des Baumes des Gemüts. Diesem zuallererst manifest gewordenen Samen entstammt ein Keimling, der ebenfalls aus Wahrnehmen besteht; er hat Entscheidung [Urteilsvermögen] zum Wesen, ist gestaltlos und wird Buddhi [Verstand, Geist] genannt. Die Fortentwicklung [oder Vergröberung] dieses Buddhi genannten Keimlings besteht aus Vorstellung [Vorstellungsvermögen] und wird als Citta, Cetas oder Manas [alles Synonyme für «Gemüt»] bezeichnet.

Die Neigungen sind mannigfaltige, mannigfaltige Früchte tragende Äste. Das Abschneiden der Äste bringt nichts; worauf es ankommt, ist das Zerlegen der Wurzel.

O König, das, was den Samen des Gemüts vernichtet, ist das Forschen nach dem eigenen [wahren] Selbst!»

Śikhidhvaja sprach:

«Schon oft habe ich mir vor Augen gehalten, daß ich nicht der Körper usw. bin. Doch kann ich im Innern diesen aus Ichempfinden bestehenden Samen des Baumes des Gemüts nicht aufgeben. Ich kann ihn aufgeben, soviel ich will, er folgt mir nach. O Weiser, weil ich dazu nicht fähig bin, darum kasteie ich mich so streng.

Ich weiß, o Weiser, daß das Wahrnehmen Ursache dieses ‹Ich›-Lasters ist. So sage mir denn zuerst, wie sich dieses Wahrnehmen entfernt, o großer Weiser!

Weil das absolute Bewußtsein dem Wahrnehmbaren [der Sinnenwelt] zugekehrt ist, gibt es dieses Ich, das zu lauter Unglück führt. Sage mir, o Weiser, wie das Wahrnehmbare verschwindet, damit auch das Unglück ein Ende hat!»

Kumbha sprach:

«Sage mir schnell – du kennst ja die Ursache –, was die Ursache des Wahrnehmens ist!»

Śikhidhvaja sprach:

«Das Wahrnehmen tritt auf wegen des Vorhandenseins von Dingen in Form eines Körpers usw.»

Kumbha sprach:

«Wenn es das Vorhandensein von Dingen, eines Körpers usw., gibt, so existiert auch jenes für dich.»

Śikhidhvaja sprach:

«Wie geschieht es, o Weiser, daß dieser stets wahrgenommene Körper nicht mehr vorhanden ist?»

Kumbha sprach:

«Ein Ding, das ohne Ursache ist, gibt es nur scheinbar, wie eine Seilschlange [eine Schlange, die in Wirklichkeit ein Seil ist].»

Śikhidhvaja sprach:

«Hat denn die Welt nicht im Ur-Vater, Gott Brahmā, eine Ursache?»

Kumbha sprach:

«Am Anfang der Schöpfung steht allein das vollkommen ruhige Brahman, o König! Weil sich dieses Brahman nicht mit der Annahme von etwas Zweitem verbinden läßt, hat der Schöpfer keine Ursache.»

Śikhidhvaja sprach:

«Warum ist nicht das höchste Brahman die Ursache des Schöpfers, o Weiser? Daß der Schöpfer keine Ursache haben soll, o Guter, das kann ich nicht verstehen!»

Kumbha sprach:

«Wie, für wen, wodurch könnte dieses Zweitlose ohne Anfang und Ende, Glückselige, vollständig Ruhige, Unvergängliche je handelnd und genießend sein? Die Wahrheit ist, daß Gott Brahmā aus nur diesem geschaffen und nur dieses ist! Die Wahrheit ist, daß die Schöpfung ebenfalls aus nur diesem geschaffen ist und dieses zum Wesen hat! Darum ist all das hier überhaupt nicht gemacht, es gibt weder eine Welt noch sonst dergleichen.»

So also wurde der König belehrt. Er vergegenwärtigte dies [tränkte sein Bewußtsein damit], ununterbrochen, und kam im eigenen Sein seines Selbst einen Augenblick lang zur Vollendung. Als er nach dem kurzen Augenblick wieder erwacht war, sagte er:

«O Erhabener, mit deiner Hilfe habe ich das Sein [wörtl. die Spur, den Ort] des Selbst gefunden! Kostbare Frucht verleiht das Zusammensein mit Guten, die erkannt haben, was zu erkennen ist! – Wie kommt es, daß ich diesen großen Unsterblichkeitstrank nicht schon früher erlangte?»

Kumbha sprach:

«Erst muß das Gemüt zur Ruhe gekommen, das Streben nach Genüssen aufgegeben und der Schmutz der Seele zu Ende gereift [abgefallen] sein, daß die Worte des Lehrers etwas fruchten.

Du bist erwacht [du hast erkannt], du bist befreit. Bleibe in der makellosen Natur deiner selbst!»

Śikhidhvaja sprach:

«Wie verhält es sich bei Erwachten mit dem Gemüt? Wie verbringen sie ihre Zeit?»

Kumbha sprach:

«Mit dem Wort Gemüt nennt man einen Komplex von Neigungen, die sehr stark sind und zur Wiedergeburt führen. Die gibt es beim Wissenden nicht. Und leben, o Kenner der Wahrheit, sollst du, wie dir beliebt, nachdem du Bewegung und Nichtbewegung im Gemüt hast eins werden lassen und du für immer zur Einheit gekommen bist!»

Śikhidhvaja sprach:

«Wie gelangen, o Herr, diese beiden, Bewegung und Nichtbewegung, zur Einheit?»

Kumbha sprach:

«Die Schöpfung besteht aus bloßer Bewegung des absoluten Bewußtseins; bei richtigem Sehen löst sie sich auf. Sobald das Gemüt mit Hilfe von Schriften, der Berührung mit guten Leuten und ununterbrochenem Üben makellos geworden ist, ergibt sich dieses [das richtige Sehen] ganz von selbst. Dies reine Sehen sollst du dir stets bewahren!»

Nachdem er das gesagt hatte, war Kumbha verschwunden. Der König verwunderte sich sehr. ‹Oh, wie kühl, rein und ruhig ist die innewohnende Wegspur [das Sein des wahren Selbst]›, dachte er, gelangte, wo es weder Vorstellung noch Stütze gibt, zu reglosem Stillesein und verharrte wie der Gipfel eines Berges.

Cūḍālā aber flog in die Stadt und versah drei Jahre lang die Geschäfte des Königs. Dann kam sie in Gestalt des Kumbha wieder. Als sie den König, der im Nirvikalpa-Samādhi weilte, berührt hatte, dachte sie: ‹Es ist noch ein Wesensrest in ihm verblieben, ein Anzeichen von Wachsein [Leben].›»

Rāma sprach:

«Wie kann es, o Brahmane, bei einem Meditierenden, dessen Gemüt vollständig zur Ruhe gekommen [erloschen] ist und dessen Seinsweise sich nicht mehr von einem Stück Holz oder einem Erdkloß unterscheidet, noch einen Wesensrest geben?»

Vasiṣṭha sprach:

«Wer im Innern noch ein Anzeichen von Wachsein [Leben] in Form eines kaum wahrnehmbaren Teilchens besitzt, in dessen Innern gibt es einen Wesensrest, wie Blumen und Früchte in einem Samen. Wer von den Bewegungen des Gemüts befreit und von Unbelebtem nicht mehr zu unterscheiden ist, dessen Körper erfährt stets gleichbleibenden Genuß und empfindet weder Unlust noch Lust.

Nun verließ das treue Weib seinen Körper, ging in das Prinzip des absoluten Bewußtseins ein, bewirkte, daß sich sein [Śikhidhvajas] Gemüt wieder bewegte und kehrte in ihren Körper zurück. Sie hatte wiederum Kumbhas Gestalt angenommen und psalmodierte ein Sāman [einen vedischen Hymnus]. Sowie der König das Singen vernahm, erwachte er. Mit unversehrtem Gemüt erblickte Śikhidhvaja Kumbha vor sich.

«Oh, wie glücklich wir sind, daß der große Weise wiedergekommen ist!» sagte der König, und Kumbha darauf:

«Seit ich mich von dir wegbegab, o Feindbezwinger, hat mein Gemüt die ganze Zeit nur hier bei dir geweilt!»

Śikhidhvaja sprach:

«Oh, wir freuen uns sehr, daß du den Wunsch hast, mit uns zusammenzusein!»

Kumbha sprach:

«Hast du im wonnereichen höchsten Sein nun zur Ruhe gefunden? Hast du dieses von Unterschieden bestimmte Unglück hier nun ganz verlassen?»

Śikhidhvaja sprach:

«Dank deiner Hilfe, o Erhabener, ist die Wahrheit, die es zu finden galt, nun gefunden! Wir sind für alle Zeiten vollständig gesättigt und fieberfrei [kummerlos] geworden.»

Und so kam es, daß sie beide gleich wurden: sie wollten das gleiche und waren von gleichem Wesen.»

So lautet im Vāsiṣṭha-Saṃgraha das siebenundzwanzigste Kapitel, *Cūḍālās Unterweisung*.

[Cūḍālā und Śikhidhvaja: Vierter Teil]

XXVIII
Śikhidhvajas Prüfung

Vasiṣṭha sprach:

«Nach wenigen Tagen nur zeigte der König, da sein früheres Gemüt verschwunden war, dieselbe strahlende Erscheinung wie Kumbha. Als Cūḍālā seinen Zustand erkannt hatte, sagte sie ihm Lebewohl, legte die Kumbhagestalt ab und ging fort. In der Stadt erledigte sie schnell und gründlich die Geschäfte des Königs. Dann flog sie – als Kumbha – wiederum vor Śikhidhvaja nieder. Als der König sah, daß Kumbha bekümmert dreinblickte, sagte er teilnahmsvoll:

«Sei gegrüßt, Sohn eines Gottes! Du scheinst bedrückt zu sein? Sich von Kummer verdrießen lassen, gibt es doch nicht bei Guten, die erkannt haben, was zu erkennen ist.»

Kumbha sprach:

«Wer sich, solange er einen Körper besitzt, mit seinen Tatvermögen[156] [seinen Möglichkeiten aktiven Verhaltens] den Lebensumständen entzieht, um bloß den Gleichmut zu bewahren, der ist kein Wissender, sondern einer, der sich selbst betrügt. Sämtliche Lebewesen, die Gefühle aufweisen, beim Schöpfergott angefangen, sind den Umständen ihres Körpers [d. h. ihrer Person] unterworfen. So will es die unumstößliche Ordnung der Dinge.

Ich erzähle dir alles, was mir heute im Himmel widerfahren ist. [Denn:] Einem Freund mitgeteilt, verliert das größte Unglück an Gewicht.

Nachdem ich von hier weggegangen war, hielt ich mich zunächst lange im Götterhimmel auf. Dann erhob ich mich wieder in die Lüfte, um hierher zurückzukehren. Und da sehe ich den Weisen

Durvāsas vor mir, der mit großer Eile zwischen den wassergefüllten Wolken des Weges kommt. Ich grüße ihn und scherze, in der Luft dahinziehend:

‹In deinem dunklen Wolkengewand, o Weiser, bist du wie eine Abhisārikā [eine Frau, die heimlich zu ihrem Geliebten eilt]!› – Der Weise hört es und schleudert mir wütend diese Verwünschung entgegen: ‹Des Nachts wirst du von nun an ein schönes Weib sein, mit Brüsten und langem Haar!›

Und so bin ich denn, o Guter, voller Bestürzung vom Himmel gekommen. Wie könnte ich auch dieses allabendliche Frausein geduldig über mich ergehen lassen!»

Śikhidhvaja sprach:

«Da hilft kein Klagen, o Sohn eines Gottes! Soll kommen, was will, das Selbst des Körpers wird nicht berührt!»

Als am Abend, nachdem sie die Saṃdhyā verrichtet hatten, Kumbha allmählich Frauengestalt anzunehmen begann, sagte dieser zu Śikhidhvaja:

«Es ist mir, als müßte ich niederstürzen, zucken und vergehen ob den zarten Gliedern ... Schau, o König, wie mir die Haare wachsen! Schau, zwei Brüste erheben sich auf meiner Brust! Gewänder entstehen mir, die bis zu den Knöcheln reichen!»

Śikhidhvaja sprach:

«Schicke dich ins Unvermeidliche, dein Herz soll nicht bekümmert sein!»

So also von ihm getröstet, wurde sie des Nachts eine Frau, und tagsüber verbrachte sie die Zeit als Kumbha, und das jeden Tag.

Als nun einige Tage verstrichen waren, sagte das treue Weib in Gestalt des Kumbha folgendes zu seinem Mann:

«Ich bin jetzt Nacht für Nacht eine Frau. So möchte ich denn dieses Frausein auch richtig vollenden: Heirate mich! Sei du mein Gatte!»

Śikhidhvaja sprach:

«Ich vermöchte darin weder Gutes noch Schlechtes zu erblicken, o Freund! Darum tu, o Kluger, wie dir beliebt!»

«Dann also, o König, ist gerade jetzt ein günstiger[157] Augenblick», sagte Kumbha und machte sich zusammen mit dem König auf, Blumen zu sammeln und die Edelsteine und all das andere für das Zeremoniell Benötigte zusammenzutragen. Und als sie den abendlichen Saṃdhyā-Ritus beendet hatten, wurde Kumbha wieder eine Frau.

«Herr, zünde, wie es der Brauch ist, ein Feuer an und vollziehe die Hochzeit [wörtl. das Ergreifen der Hand]!» sagte diese nun zum König, und er vollbrachte das alles.

Nachdem sie auf diese Weise als Wunschpartner[158] geheiratet hatten, wurden sie ein glückliches Paar. Alle drei Tage ging Cūḍālā, wenn Śikhidhvaja eingeschlafen war, fort, um die Aufgaben des Königs zu erledigen, und kehrte dann wieder zu ihren eigenen zurück.

Als nun allmählich einige Monate verstrichen waren, dachte Cūḍālā: ‹Jetzt will ich Śikhidhvaja mit dem Begehrtesten aller begehrten Dinge prüfen›, und ließ Gott Indra in Erscheinung treten.

Indra sprach:

«Mache dich auf und komm in den Götterhimmel, es erwarten dich schon alle dort! Mannigfaltige Genüsse gibt es da für dich zu genießen, o Herr, bis zum Ende der Welt!»

Śikhidhvaja sprach:

«Für mich ist der Himmel überall, ich brauche nirgendwohin zu gehen!»

Darauf ließ sie den Zauber wieder verschwinden und dachte: ‹Vom Wunsch nach Genüssen läßt er sich nicht mehr verführen. Nun will ich ihn nochmals auf die Probe stellen, mit etwas, das den Verstand raubt: um Liebe und Haß soll es gehen.›

Da erblickte er sie eines Tages, wie sie einen selbst [d. h. mit ihrer Imaginationskraft] hervorgebrachten, auf einem Blumenbett ruhenden Geliebten lustvoll umarmte. Er aber blieb gleichwohl zufrieden. Er meinte bloß, sie sollten ihrer Liebe nicht Einhalt tun, und entfernte sich. Und als sie sich kurz darauf, den Blick vor Scham gesenkt, zum König begeben hatte, sagte er zu ihr:

«Geh wieder zu deinem Geliebten und stell ihn zufrieden, sei zärtlich mit ihm! Erwiderte Liebe ist eine Kostbarkeit in den drei Welten!»

‹Oh, vollendeten Gleichmut hat dieser Erhabene erlangt! So lasse ich ihn denn alles wissen, was es mit mir auf sich hat›, dachte

Cūḍālā, nachdem Śikhidhvaja dergestalt sein Gleichbleiben unter Beweis gestellt hatte, und nahm die Gestalt Cūḍālās an.

Als er sie erblickte, sagte der staunende König voller Verwunderung:

«Wer bist du? Woher kommst du? Warum bist du hier? Diese Gestalt, dies Gehaben, dies Lächeln, diese Freundlichkeit, diese Anmut – man könnte glauben, du wärest Cūḍālā, mein Weib!»

Cūḍālā sprach:

«Es ist so, o Herr! Wisse, ich bin Cūḍālā, kein Zweifel! Kumbha und die übrigen Figuren waren meine Schöpfung und hatten nur die Aufgabe, dich zu belehren. Du kannst alles sehen, o Wissender! Nimm die Meditation zu Hilfe und schau sogleich hin!»

Sowie er vom Verlassen seines Königtums bis zum Wiedersehen mit Cūḍālā alles geschaut hatte, beendete der König den Samādhi.

Śikhidhvaja sprach:

«O Teure, dieser Verstand, dem ich meine Errettung aus der hoffnungslosen Höhle des Saṃsāra hier verdanke, womit ließe der sich vergleichen? Wie kann ich dir diesen Dienst je vergelten?»

Cūḍālā sprach:

«O Herr, als du dich in deiner Verblendung den nutzlosen Riten verschrieben hattest, da wurde ich als Soseiende [in meiner Rolle als Frau und Königin] gar sehr vom Mißgeschick des Unglücks gepeinigt. Darum habe ich mit deiner Erkenntnis bloß mein eigenes [mir natürlich gegebenes] Ziel erreicht. Was nimmt mich da der Herr so wichtig?»

Śikhidhvaja sprach:

«Ohne Wünsche bin ich, ohne Teile bin ich, klar wie der leere Luftraum bin ich, ohne Verlangen. Darum bin ich nur das, was ich bin, und das kann ich nicht in Worte fassen. Mit deiner Hilfe, o Großäugige, bin ich dem Ozean des Daseins entronnen!»

Cūḍālā sprach:

«Sag, o Herr, was hast du jetzt im Sinn, o Kluger?»

Śikhidhvaja sprach:

«Ich wüßte nicht, was ich ablehnen wollte, ich wüßte nicht, was ich begehren sollte. Ich lobe nicht und tadle nicht. Tu so, wie dir beliebt!»

Cūḍālā sprach:

«Dann also, o großer Krieger, sollst du meine Ansicht vernehmen: Wir wollen diese Zeit hier ordnungsgemäß mit Regieren verbringen und uns später dann, o Herr, in den körperlosen Zustand begeben!»

Śikhidhvaja sprach:

«Was du sagst, zeugt von Gleichmut, o Großäugige! Wir wollen so leben, wie es unserem Wesen [oder unserem Stand] entspricht und dabei glücklich sein!»

Nun stand Cūḍālā auf und erschuf einen schmucken, funkelnden Juwelenkrug, angefüllt mit Wasser aus den sieben Meeren. Mit diesem glückbringenden Zeremonienkrug weihte die Gattin den nach Osten gewandten Gatten an dem abgelegenen Ort zu seinem Königtum. Desgleichen ließ Śikhidhvaja Cūḍālā auf einem Sitz Platz nehmen und verlieh auch ihr die Würde einer Mahādevī [Königin].

Dann erschuf diese mit ihrer bloßen Vorstellungskraft ein Heer, das die ganze Wildnis ausfüllte, das königliche Paar bestieg einen prachtvollen Elefanten, und der König brach mit der geliebten Königin auf und erreichte in ganz kurzer Zeit seine Stadt, die schön wie der Himmel war. Er betrat sie, und die Bürger eilten ihm mit Pauken und Trompeten entgegen.

Nachdem er zehntausend Jahre auf der Erde regiert hatte, hörten er und Cūḍālā auf, am Körper festzuhalten. Der König legte seinen Körper ab, um nicht wieder geboren zu werden.

Damit habe ich dir die ganze Geschichte von Śikhidhvaja erzählt. Gehe diesen Weg, du wirst nie mehr bekümmert sein.»

So lautet im Vāsiṣṭha-Saṃgraha das achtundzwanzigste Kapitel, *Die Prüfung Śikhidhvajas*.

XXIX
Gegründetsein im absoluten Bewußtsein

Vasiṣṭha sprach:

«Wie Kaca, der Sohn des Bṛhaspati, nach Art und Weise Śikhidhvajas Erkenntnis erlangte, so mögest auch du erkennen, o Rāma!»

[Die Geschichte von Kaca]

Der hochgelehrte[159] Kaca, den es, kaum der Kindheit entstiegen, danach verlangte, dem Saṃsāra zu entrinnen, wandte sich an Bṛhaspati:

«Wie kann man, o Vater, aus dem schrecklichen Ozean des Saṃsāra gelangen?»

Bṛhaspati sprach:

«Man braucht bloß alles aufzugeben, so gelangt man leicht hinaus, mein Sohn!»

Da verließ Kaca alles und begab sich in die Einöde der Wildnis. Sein Fortgehen nahm Bṛhaspati gelassen hin. [Denn:] Groß sind Hochgesinnte sowohl beim Sichvereinen als auch Sichtrennen.

Eines Tages kam sein Vater. Kaca verneigte sich vor ihm und sagte fragend:

«Das ist nun schon das achte Jahr, daß ich das Aufgeben von allem übe. Und dennoch, o Vater, finde ich die vollendete Ruhe nicht.»

«*Alles* soll man aufgeben!» sagte Bṛhaspati und erhob sich in den Himmel. Sowie er entschwunden war, entblößte sich Kaca auch vom Bastgewand und allem, was er sonst noch besaß. Als aber nach drei Jahren der Vater wiederkam, sagte er noch immer zu ihm:

«Jetzt habe ich sogar das Flickengewand aufgegeben, und keine Ruhe ist da! Was soll ich tun?»

«Das *Gemüt* ist alles! Das Aufgeben *dessen* bezeichnen die Weisen als Aufgeben von allem.» Der Vater sprach's und war verschwunden.

Er aber überlegte, was wohl das Gemüt sei. Sowie er festgestellt hatte, daß die Menge der Objekte, der Körper usw., nicht das Gemüt sein konnte, ging Kaca zum Vater und fragte wiederum:

«Was nennt man Gemüt, o Vater?»

Dieser gab zur Antwort:

«Das Ichempfinden, das ein Geschöpf im Innern hat, das nennt man Gemüt!»

Kaca sprach:

«Das aufzugeben, denke ich, ist schwierig! Wie kann man es aufgeben?»

Bṛhaspati sprach:

«Das Ich aufzugeben ist leicht, nicht die geringste Mühe ist damit verbunden! Denn das Ichempfinden, das eine Täuschung ist [wie eine Fata Morgana], löst sich auf, wenn die Wahrheit [oder die Realität] vergegenwärtigt wird.

Das weder von Raum und Zeit noch sonst dergleichen bestimmte, klare, ewig existierende, unendlich weite, alles einschließende, doch selbst nur eine, makellose, bloße absolute Bewußtsein sollst du sein! Das allein vergegenwärtigend, o Guter, sollst du in Ruhe verweilen, frei von Ungemach!»

Nachdem er vom Vater diesen Yoga erhalten hatte, wurde er ein zu Lebzeiten Befreiter.

Wie Kaca, der ohne Mein und ohne Ich war, mit gelöstem Knoten[160] und ruhigen Sinnes, so sollst auch du sein, o Rāma, frei von aller Veränderung.

Höre nun, o Rāma, die folgende schöne Geschichte:

[Die Parabel vom Mann, der ein Trugbild war]

Es war einmal ein Mann, der bestand nur aus einer Māyā [einer illusionären Erscheinung], die sich selbst bewegen konnte; und weil er so dumm war, hielt er sich die ganze Zeit verborgen. Er war in irgendeiner leeren Einöde entstanden und lebte nur dort. Außer ihm gab es dort nichts, und was es gab, das war nur er. Aber der Dummkopf sah nicht, daß das, was es sonst gab, sein eigenes Trugbild war.

Um sein geliebtes Ding, den leeren Raum, zu bewahren, schuf er ein Haus. Mit dem Behältnis verknüpfte er nun die Hoffnung, den Raum gut geschützt zu haben. Als dieses Haus aber mit der Zeit verfiel, lamentierte er: «Ach, o Raum des Hauses, du bist dahin, ach, wo bist du so plötzlich hingegangen?» und schuf, um den Raum zu bewahren, einen Brunnen. Als der Brunnen im Verlaufe der Zeit zunichte wurde, jammerte er: «Der Raum des Brunnens ist dahin!» und schuf nach dieser Wehklage über den Raum des Brunnens schnell einen Krug. Als er sich nun dem Raum des Kruges widmete, wurde er von selbst wieder zufrieden. Sowie auch dieser dahin war, schuf er in seinem Kummer einen Topf. Als auch dieser dahin war, schuf er ein vierteiliges Atriumhaus. Und als dieses schließlich zerstört war, schuf er einen Kornspeicher. Als die Zeit auch diesen sogleich dahinraffte wie der Wind eine Regenwolke, da wurde er vom Kummer über den Verlust des Raumes des Kornspeichers gepeinigt.

Auf diese Weise geriet der Tor, im Bemühen, den Raum zu bewahren, vom einen Unglück in ein noch größeres Unglück und fand keine Ruhe.

So ist die Parabel zu deuten: Zu Beginn der Schöpfung ist das Selbst rein [klar, transparent] wie der Luftraum. Daraus, aus diesem Unbeweglichen, erhebt sich das Ich wie eine erste Bewegung. In völliger Verwirrung sucht nun dieses Nichtselbst das Selbst zu bewahren und schafft – obgleich sie immer und immer wieder dahin sind – mannigfaltige Körper, entsprechend dem Brunnen, Topf, Atriumhaus, Krug und Kornspeicher der Parabel.

Du sollst nicht leiden wie der geschilderte Scheinmensch, der, in Sorge um den Raum – das Selbst –, diesen beschützt und sich den Raum der Krüge usw. zu Herzen gehen läßt!

Das an Größe gar den Luftraum übertrifft, das reine, feine, glückselige, gute Selbst bist du selber! Wie und von wem könnte es bloß ergriffen und beschützt werden?

Wie der Raum und dergleichen, wenn die Krüge usw. zerstört

werden, völlig intakt bleibt, so bleibt auch, wenn die Körper zugrunde gehen, derjenige, der mit den Körpern versehen ist, ewig unberührt.

Halte dir stets vor Augen, daß dieses [dein] Selbst nichts als das reine absolute Bewußtsein ist, und sei glücklich!

Nur darum, weil das wahre Wesen des unsichtbaren Selbst vergessen wurde, ist die – durch nichts anderes verursachte – Welt wie eine Seilschlange zum Bestehen gekommen, o Rāma!

Für denjenigen, der einen goldenen Armreif unter Ausschluß des Goldes vergegenwärtigt, gibt es nur den Armreif, das Gold ist für ihn nicht vorhanden. Wer den Armreif nicht unter Ausschluß des Goldes vergegenwärtigt und der großen [mit der Realität übereinstimmenden] Ansicht ist, daß es sich einzig um Gold handle, den nennt man einen Nirvikalpa [«Unterschiedslosen»; einen, der aufgehört hat, statt der Substanz die unterschiedlichen Erscheinungen zu sehen].

Gib alles Mannigfaltigsein [dies und das zu sein] auf und sei – im Innern des reinen, bloßen absoluten Bewußtseins – in demjenigen Aspekt des Gewahrseins verankert, der frei ist vom Wahrnehmen [vom Aufnehmen der vermeintlichen Mannigfaltigkeit].

Weil alles, was es je an Objekten gibt, letztlich auf Bewußtsein beruht, ist die ganze Welt nur Bewußtsein. Es gibt keine andere Möglichkeit.

Weil nur ein einziges allumfassendes Bewußtsein existiert, gibt es auch nichts Wahrnehmbares. Wie kann es also Bindung und Befreiung geben? [Damit fällt auch diese Unterscheidung dahin.]

Ein großer Handelnder *[mahā-kartṛ]*, ein großer Erfahrender *[mahā-bhoktṛ]*, ein großer Aufgebender *[mahā-tyāgin]* sollst du sein, o Fehlloser! Diese drei Ziele wurden einst von Gott Śiva dem Bhṛṅgīśa genannt. Das will ich dir nun ebenfalls mitteilen. Höre gut zu, o Rāma!

[Śivas Worte an Bhṛṅgīśa]

Der Herr sprach:

«Wer handelt, ohne auf Liebe und Haß, Glück und Unglück,

Recht und Unrecht, Erfolg und Mißerfolg Rücksicht zu nehmen, der wird ein *großer Handelnder* genannt.

Wer überall, ohne Partei zu ergreifen, stets wie ein Zeuge und ohne Wünsche sich einer Aufgabe widmet, der wird ein *großer Handelnder genannt.*

Wessen Gemüt bei Entstehen, Bestehen und Untergang sowie bei Gelegenheiten, die Auf- und Niedergang[161] bedeuten, völlig gleich [unberührt] bleibt, der wird ein *großer Handelnder* genannt.

Wer Glück und Unglück, Tun und Genießen, Werden und Vergehen, Verwirrung stiftende Dinge erfährt und davon nicht in Aufregung gerät, der wird ein *großer Erfahrender* genannt.

Wer, ohne Angenehmes und Unangenehmes zu unterscheiden und ohne nach etwas Besonderem zu verlangen, erfährt, der wird ein *großer Erfahrender* genannt.

Wer Ungemach und Wohlergehen, Ohnmacht und Glückseligkeit, Geringeres und Höheres mit gleichbleibendem Verstand erfährt, der wird ein *großer Erfahrender* genannt.

Wer Recht und Unrecht, Glück und Unglück, Tod und Geburt in seinem Geist aufgegeben hat, der wird ein *großer Aufgebender* genannt.

Wer alle Wünsche, alle Besorgnisse, alles Streben und alle Vorhaben in seinem Geist aufgegeben hat, der wird ein *großer Aufgebender* genannt.

Solange es die Fiktion von Sichtbarem gibt, wird diese in allen ihren Teilen wahrgenommen. Wer sie völlig aufgegeben hat, der wird ein *großer Aufgebender* genannt.

So sprach einst, o Guter zu Bhṛṅgīśa der Gott der Götter. Mit Hilfe dieser Sicht [Lehre] sollst du stets ohne Fieber [kummerlos] sein, o Rāma!»

So lautet im Vāsiṣṭha-Saṃgraha das neunundzwanzigste Kapitel, *Gegründetsein im absoluten Bewußtsein.*

XXX
Die Geschichte von Ikṣvāku

Vasiṣṭha sprach:

«Wenn das als Ich in Erscheinung tretende Gemüt verschwunden ist oder im Begriffe ist, zu verschwinden, dann verliert sich auch der Zorn, nimmt die Verblendung ab, ermattet die Begierde und flieht die Habsucht irgendwohin, es macht sich das Unglück nicht breit und das Glück gerät nicht in Überschwang. Ein Gleichsein gegenüber allem und jedem entsteht, Kühle spendend, im Herzen.

Ein König, dein Ahnherr, namens Ikṣvāku stellte eines Tages, nachdem er sich verneigt hatte, dem aus der Himmelswelt Brahmās herbeigekommenen Manu [dem Vater der Menschen] spontan folgende Frage: «Was ist die Ursache dieser sichtbaren Welt der Erscheinungen?»

Manu sprach:

«Was immer auch hier erblickt wird, es ist sowenig etwas Konkretes, o König, wie Wasser auf dem Boden der Wüste oder eine Gandharva-Stadt [eine im Luftraum erscheinende Stadt der himmlischen Sänger, eine Fata Morgana]. Was jedoch jenseits der fünf Sinne und dem Gemüt als sechstem liegt und nirgendwo erblickt wird, das ist hier das Unvergängliche, das ist das Seiende, man nennt es das Selbst. Die ununterbrochene Reihe der Schöpfungen, die mit all dem Sichtbaren beladen ist, o König, kommt nur in diesem großen Spiegel zur Abbildung.

Sobald Bewußtseine, die nichts als absolutes Bewußtsein sind, begonnen haben, nach Vorstellungen zu streben, werden sie – wie Wasser zu Wellen – zu Seelen, o König!

Die Zustände von Glück und Unglück und die Täuschung [das Nichterkennen der wahren Wirklichkeit] gibt es nur im Gemüt, nicht im Selbst.

Weder mit einem Lehrtext noch mit einem Guru wird der höchste Herr erblickt; erblickt wird das Selbst nur mit dem eigenen Selbst, von selbst mit einem in der wahren Wirklichkeit gründenden Geist.

‹Ich bin ein Körper [eine Person]›: diese Ansicht festigt den Saṃsāra. Niemals dürfen Befreiungsuchende einer solchen Auffassung anhangen!

Wie das Gold im Falle eines Ringes oder eines anderen Goldschmucks eine Vielfalt von Formaspekten aufweist, so ist auch das Selbst im Falle der Welt usw. von variierender Gestalt.

Du sollst aufhören, in dem Nichtselbst hier, in der Menge des Sichtbaren, im Körper usw., das Selbst zu erblicken, und sollst als ein heimlich [von der Welt unbemerkt] zum Seiendsein [zur wahren Wirklichkeit] Gelangter so leben, wie es dir beliebt.

Wie eine Mutter wegen ihres Kindes zu wehklagen beginnt, weil sie bloß vergessen hat, daß es, an ihrer Brust verborgen, schläft, genauso tun es die Menschen hier wegen des Selbst. Weil sie vom alters- und todlosen Selbst nichts wissen, jammern sie: «Oh, ich bin geschlagen, ich bin hilflos, ich leide!», wenn der Körper zugrunde geht.

Der Allmächtige [oder das allgegenwärtige Selbst] vergnügt sich – spontan [grundlos] wie ein Kind – mit Bewegungen, welche die einzelnen Schöpfungen bedeuten. Dann holt er sie mit der Kraft des Einholens [Zurückziehens, Zerstörens] wieder ein und ruht im Selbst [in sich selbst].

Oh, wie seltsam ist doch diese allverbreitete Māyā [Illusion], die alle mit ihrer Täuschung umfängt: daß das Selbst das Selbst nicht sieht, obwohl es sich in allen Gliedern befindet!

‹Das hier ist angenehm und das hier nicht›: so zu denken, ist für dich ein Same andauernden Unglücks. Wenn dieser im Feuer des Gleichseins [vollendeten Gleichmuts] vernichtet ist, wie kann es da noch eine Gelegenheit zu Unglück geben?

[Die sieben Stufen des Yoga]

Zuerst mehrt man die Einsicht dadurch, daß man mit den Schriften und den guten Leuten [den Wissenden] in Verbindung tritt. Das wird des neuen [angehenden] Yogins erste Stufe des Yoga genannt. Überlegen [Reflexion] ist die zweite. Die dritte ist die Vergegenwärtigung des Nichtanhängens [der Unabhängigkeit von der Sinnenwelt]. Die vierte ist die auflösende; hier werden die Neigungen zum Verschwinden gebracht. Die fünfte besteht in der Glückseligkeit des reinen Bewußtseins; hier ist der Lebendbefreite wie halb schlafend und halb wachend. Die sechste Stufe ist die Stufe des Nichtmehrwahrnehmens; sie besteht aus lauter Glückseligkeit und ist traumlosem Tiefschlaf ähnlich. Als siebte Stufe folgt hier [in der Welt] einzig noch die Befreiung, der vollkommen ruhige Zustand des *Vierten,* das Gleichsein, das völlige Klar- [Transparent-] und Mondensein [eine Sanftheit, die nur der Mond versinnbildlichen kann]. Derjenige Zustand, der über das *Vierte* hinausgeht und im höchsten Nirvāṇa besteht, die siebte Stufe in ihrer Vollendung, liegt nicht mehr im Erfahrungsbereich von Lebenden.

Hierbei sind die ersten drei Zustände [bzw. Stufen] Wachzustand. Den vierten, wo die Welt noch wie ein Traum erscheint, nennt man Traum. Derjenige, der einzig Glückseligkeit ist, wenn er sich verfestigt, der fünfte, wird Tiefschlaf genannt. Den sechsten sodann, der Zustand des Nichtmehrwahrnehmens, nennt man die Stufe des *Vierten.* Derjenige Zustand, der über die Stufe des *Vierten* hinausgeht, ist die höchste, siebte Stufe; weder Gemüt noch Worten zugänglich, ist sie die sich selbst erhellende Stufe.[162]

Wenn du dich nach innen zurückgezogen hast und infolgedessen das Wahrnehmbare [die Sinnenwelt] nicht mehr zur Vorstellung gelangt, dann bist du befreit und ohne Zweifel [Unsicherheiten, Probleme], dank des großen Gleichseins [des vollendeten Unberührtseins].

Wenn ein Mensch, dessen Geist erfüllt ist und nicht mehr von den Glücks- und Unglücksmomenten der Genußwelt beherrscht wird, sich nur noch des höchsten Selbst erfreut, dann spricht man von Befreitsein. Einen solchen Geist möge der Mensch innehaben, ob er nun beschäftigt oder ruhig, im Hause lebend [mit Familie] oder allein, mit einem Körper oder ohne einen Körper sei.

‹Ich bin ohne Ende und Anfang, rein, erwacht, ohne Alter und Tod, ruhig, von stets gleicher Erscheinung [unveränderlich]›: wer so denkt, erleidet keinen Kummer mehr.

Bedient man sich eines Gegenstandes und hat seine Neigungen

daran geknüpft, so ist dieser lustvoll. Derselbe lustvolle Gegenstand wird, wenn er verlorengeht, sogleich zu einer Quelle des Unglücks. Daß bei Glück und Unglück das eine nicht ohne das andere besteht, ist bekannt. Bedient man sich eines Gegenstandes, und die Neigungen sind nur schwach oder gar nicht vorhanden, so bringt er weder Lust noch verursacht er zur Zeit seines Verlustes Unglück.

Wird eine Handlung mit einem Verstand begangen, der keinerlei Neigungen mehr aufweist, o Guter, dann geht daraus sowenig mehr ein Keimling hervor wie aus einem verbrannten Samen. Sei es, daß sie erst begangen wird oder schon begangen ist: die ganze Fülle der Baumwolle der Handlungen, hervorgegangen aus dem Wollbaum des Körpers, wird vom Wind des Erkennens aufgewirbelt, fliegt auf und entschwindet irgendwohin.

Eine jede Kunst geht dem Menschen verloren, wenn sie nicht geübt wird. Diese Kunst des Erkennens jedoch, ist sie einmal entstanden, beginnt im Innern machtvoll zu wachsen, Tag für Tag, wie in guten Boden gesäter Reis.

Solange es ein Verlangen nach dem Genuß von Sinnesobjekten gibt, eignet dem Selbst die Bezeichnung Seele. Und dieses Verlangen ist nicht von selbst, sondern infolge des Fehlens des kritischen Unterscheidungsvermögens entstanden. Wenn das Verlangen unter dem Einfluß des kritischen Unterscheidungsvermögens verschwunden ist, dann legt das Selbst das Seelesein ab und wird, unversehrt, zu Brahman.

Diese höchste Glückseligkeit, welche dem zukommt, der, vom Gemüt befreit, zu bloßem absolutem Bewußtsein geworden ist und den Tod überwunden hat, womit könnte die nur verglichen werden?

Sobald die Urnatur [*prakṛti;* das, woraus die Welt und die psychophysische Person besteht] zu diesem ursprünglichen Sein gelangt, kommt sie vollständig zur Ruhe [löst sie sich gänzlich auf]. Diese Urnatur, die sich als Vergegenwärtigung [Imagination, Vorstellung] manifestiert, löst sich auf, wenn die im Ich bestehende Verwirrung verschwindet, und genau das ist die Befreiung.

Da spielt es keine Rolle, womit einer sich kleidet, wovon er sich ernährt und wo er sich zur Ruhe legt – er erscheint wie ein unumschränkter Herrscher. Frei von den Pflichten seines Standes [oder seiner Kaste], frei vom Wandel einer Lebensstufe[163], frei von Schriften, Mantras und Maximen, tief und klar, hat er im Selbst am eigenen Selbst sein Ergötzen.

Wer auf alle Früchte des Tuns verzichtet, für immer gesättigt und ohne Stütze [vollständig unabhängig] ist, wird weder von Gutem noch von Schlechtem noch von etwas anderem berührt. Wie sich ein Bergkristall von einer Spiegelung [einem Hintergrund, den er widerspiegelt] nicht färben läßt, so läßt sich auch ein Wissender von den Früchten des Tuns im Innern nicht färben. Frei von Lobpreisung, frei von Veränderungen [im Innern stets gleich], frei vom Verehren eines noch zu Verehrenden, entspricht er der Art und Weise aller Leute Wandel und Sitte – oder entspricht dem auch nicht. *Die Welt schreckt vor ihm nicht zurück, und er schreckt vor der Welt nicht zurück.*[164] Und es ist für ihn völlig gleichgültig, ob er den Körper an einer heiligen Stätte oder im Hause eines verachteten *Hundekochers* aufgibt, ob er ihn nie aufgibt, o König, oder in eben diesem Augenblick. Man muß ihn verehren, man muß ihn preisen, vor ihm muß man sich verneigen, mit aller Aufmerksamkeit. Diesem Wunschlosen soll seinen Respekt erweisen, wer nach Macht und Reichtum strebt.

Diese Stufe erreicht man nicht mit Opfern, heiligen Stätten, Askese und Spenden. Man erlangt sie dadurch, daß man sich mit Bhakti [verehrender Hingabe] den Guten naht, die um das Selbst wissen.»

Nachdem der erhabene Manu so gesprochen hatte, kehrte er in Brahmās Haus [in die Himmelswelt] zurück. Ikṣvāku aber wurde mit Hilfe dieser Sicht [Lehre] ein Feststehender [ein in unwandelbarer Ruhe Verankerter].»

So lautet im Vāsiṣṭha-Saṃgraha das dreißigste Kapitel, *Die Geschichte von Ikṣvāku*.

XXXI
Das Erringen der Stufen

Rāma sprach:

«Worin, o Erhabener, besteht die besondere, außergewöhnliche Eigenschaft eines edlen zu Lebzeiten Befreiten solchen Ranges, o Bester der Wissenden?»

Vasiṣṭha sprach:

«Für immer gesättigt und in seinem Wesen vollkommen ruhig, weilt dieser nur im Selbst.

Von den Meistern in Magie [wörtl. Mantra und Tantra] und Askese wird sogar Aṇiman [die Fähigkeit, sich unendlich klein zu machen] und dergleichen erlangt und die Fortbewegung im Luftraum usw. praktiziert. Was ist aber schon Besonderes daran? Mit Anstrengung haben sie das erreicht, nicht mit etwas anderem, das ihnen das Selbst enthüllt hätte! Doch genau darin zeichnet sich jener [der Lebendbefreite] aus; er ist nicht wie diejenigen, deren Verstand dumm [verwirrt, nichtwissend] ist. Da sein Gemüt vollständig aufgehört hat, nach irgend etwas zu verlangen, ist es leidenschaftslos und makellos.

Wie ein Brahmane, der – wegen eines verhängnisvollen Begehrens[165] – seine eigene Wesensart vergißt, allmählich die Eigenschaften eines Śūdra [eines Angehörigen des untersten Standes] annimmt, so nimmt auch der Herr die Eigenschaften einer Seele an.

Grundlos [oder ursachelos] kommen alle Seelen aus dem höchsten Sein hervor; danach ist ihr eigenes Tun des Glücks und Unglücks Ursache. Ursache des Tuns ist das Vorstellen, das aus dem Nichterkennen des Selbst entstanden ist. Die Ursache des Gebundenseins liegt darin, daß man mit Vorstellen verbunden ist, und das sollst du vollständig vermeiden! Befreiung bedeutet: nicht mehr mit Vorstellen verbunden sein, und das sollst du in deinem Geist üben!

Die Fesseln des Durstes, der Täuschung und der Sinnenlust usw. sind mit dem Gemüt verknüpft. Willst du, daß die Illusion des Saṃsāra verschwinde, dann mußt du mit eben dem Gemüt das Gemüt vernichten. Leute, die etwas vom Waschen verstehen, waschen Unreinigkeit mit Unreinigkeit ab.

Die Seele besitzt drei Erscheinungsformen: eine grobstoffliche, eine feinstoffliche und eine höchste [transzendente]. Der aus Händen und Füßen bestehende Körper, der dem Genuß nacheilt, ist die grobstoffliche Form der Seele, die hier [auf der Erde] um des Genusses willen vorhanden ist. Das aus der eigenen Vorstellung bestehende Gemüt, das solange existiert wie der Saṃsāra, wisse, das ist die immaterielle [wörtl. hinüberführende] Form der Seele, o Rāma! Und das wahrhaft seiende, unterschiedslose, bloße absolute Bewußtsein ohne Anfang und Ende, wisse, das ist die dritte, die an allem Anfang stehende höchste Form der Seele. Gib die beiden erstgenannten auf und lasse dein Sein in der höchsten gründen!

Dieses klare, ruhige Gleichsein [Indifferentbleiben], das die zu Lebzeiten Befreiten auszeichnet, dieser Zustand eines unbeteiligten Zeugen während des Tätigseins, das nennt man den vierten Bewußtseinsgrad. Weil es hier keine Vorstellungen mehr gibt, ist dies weder Wachen noch Traum. Und weil es den Zustand des Stumpfseins [Unbewußtseins] nicht mehr gibt, ist es ebensowenig eine Form von Tiefschlaf.

Wachen, Traum und traumloser Tiefschlaf sind die drei Formen des Gemüts. Mit seinen drei Wesensarten tritt das Gemüt als ruhiges, wildes oder unbewußtes in Erscheinung. Das wilde Gemüt besteht aus Wachen, das ruhige aus Traum und das unbewußte aus traumlosem Tiefschlaf. Ohne die drei Formen ist es tot. Wo das Gemüt tot ist, da gibt es das eine, stets gleichbleibende Seiendsein. Und um eben dieses bemühen sich alle Yogins.

Die Lehren der spirituellen [wörtl. auf das Selbst oder die Allseele bezogenen] Schriften basieren letztlich auf dem Grundsatz, alles zu leugnen [den ganzen Saṃsāra, das Nichtwissen, als nichtexistent zu erklären].

In dem vollkommen ruhigen Licht des absoluten Bewußtseins, das man als Brahman bezeichnet, erblicken die einen Leerheit, die anderen reines Erkennen, wieder andere das Wesen des Herren [eines persönlichen Gottes] – und streiten sich um Worte.

Gib alles auf und sei ein großer Schweigender, o Guter, im Besitze des Nirvāṇa, frei vom Denken, ohne Gemüt, mit einem Geist, der vollständig ruhig ist.

Innen das Aufgeben von allem verwirklichend, sollst du außen tun, was und wie es sich ergibt. Das Vorhandensein des Gemüts ist höchstes Unglück, das Nichtvorhandensein des Gemüts ist höchstes Glück.»

[Die sieben Stufen des Yoga]

Rāma sprach:

«Wie übt man die sieben Stufen des Yoga?»

Vasiṣṭha sprach:

«Es gibt zwei Arten von Menschen: der Welt zugewandte und von der Welt abgewandte.

Wer vom Nirvāṇa nichts wissen will, glaubt, daß der Saṃsāra für ihn besser sei, und tut, was ihm zu tun aufgetragen, der gilt als ein der Welt Zugewandter. [Und:] ‹Ach, es ist nutzlos, sich im Saṃsāra aufzuhalten, ich habe genug davon!› Wer so im Innern entschieden hat, der gilt als ein von der Welt Abgewandter.

‹Wie kann ich bloß, der ich der Welt überdrüssig geworden, das Meer des Saṃsāra überwinden?› Wenn der Gutdenkende so zu überlegen beginnt, Tag für Tag Dinge unternimmt, deren Natur erhaben ist [die dem Heil förderlich sind], daran sich erfreut und dem dörfischen Verhalten der Stumpfen [unwissend Dahinlebenden] nur Widerwille entgegenbringt, vor Untaten zurückschreckt und Genuß nicht leiden kann, Worte spricht, die Ort und Zeit angemessen sind, dann hat er die eine erste Stufe erreicht. Wer über das Entrinnen aus dem Saṃsāra dergestalt nachzudenken beginnt, von dem sagt man, er sei mit einer Stufe versehen [er habe begonnen, die Stufen zu erklimmen]; man nennt ihn einen Ārya [Edlen].

Derjenige, der die nächste Stufe des Yoga erreicht hat, deren Merkmal das Überlegen [Nachforschen, Studieren] ist, sucht die besten Gelehrten auf und lehrt nun in ihren einzelnen Teilen die Śruti [die «Offenbarung», die Veden] kennen, die Smṛti [die heilige

«Überlieferung», insbesondere die Epen und Gesetzbücher], den guten Wandel sowie die Techniken der Dhāraṇā [«Festhaltung», der yogischen Konzentration] und des Dhyāna [der Meditation]. Ohne Verstellung usw. [mit Bescheidenheit und Aufrichtigkeit] begibt er sich zu den Gurus und guten Leuten [Heiligen] und erfährt auf diese Weise genau und bis ins letzte die Geheimnisse der Schriften.

Sobald er die als Nichtanhängen bezeichnete nächste, dritte Stufe erreicht hat, verbringt er – mit dem richtigen Benehmen und der Schönheit vollendeter Gemütsruhe versehen – die Zeit nun damit, daß er in den Einsiedeleien der Asketen Zuflucht sucht und den Mitteilungen über das Selbst folgt.

Wenn ein Mensch regelmäßig die Schriften studiert und gute [reinigende] Handlungen vollzieht, dann wird er ganz genau erkennen, worum es hier geht.

Es gibt zwei Arten von Nichtanhängen: die *gewöhnliche* und die *vorzüglichste*. ‹Ich bin weder handelnd noch genießend [oder erfahrend], weder zu peinigen noch peinigend. Alles ist von früherem Tun *[karman]* bewirkt und nur vom Herrn abhängig, sei es Glück oder Unglück. Wie könnte ich da noch handelnd sein?› Bleibt man, weil man so denkt, an den Dingen nicht haften, so ist dies das *gewöhnliche* Nichtanhängen. Hat man aber die hier genannten Methoden angewandt, sich mit den Großen zusammengetan, sich im Innern von den Nichtguten [Unerleuchteten] getrennt, sich an das gehalten, was man über das Selbst vernommen hat, und verweilt nun schweigend und vollkommen ruhig am jenseitigen Ufer des Saṃsārameeres, in der festen höchsten Ursache [im wahrhaft seienden Urgrund aller Dinge], so wird dies das *vorzüglichste* Nichtanhängen genannt. Es ist diese vorzüglichste Art des Nichtanhängens, die hier mit der dritten Stufe gemeint ist.»

[Zwischenfrage]

Rāma sprach:

«Wie kann ein Nichtwissender [Unerleuchteter], der keine Kenntnis vom Yoga hat, dem Saṃsāra entrinnen? Und wie geht es für den weiter, o Erhabener, der stirbt und hat erst eine oder auch die zweite oder dritte oder auch die nächste Stufe schon bestiegen?»

Vasiṣṭha sprach:

«Dem Nichtwissenden, der den Fehlern [Haß, Gier, Verblendung usw.] unterliegt, ist der Saṃsāra solange die gegebene Wirklichkeit, als nicht wenigstens, nach Hunderten weiterer Geburten, die erste Stufe in Erscheinung tritt. Sobald sich bei einem Menschen der Lebensüberdruß bemerkbar macht, müssen auch die Stufen notwendig in Erscheinung treten, und davon wird der Saṃsāra zunichte. Das ist die Summe dessen, was die Schriften besagen.

Ist das Leben von einem Menschen gewichen, der bereits Stufen des Yoga errungen hat, werden die schlechten [unheilvollen] Verhaltensweisen von früher je nach Art der Stufen ausgelöscht. Sobald von seiner Wanderung durch reine [göttliche] Welten auch die guten Verhaltensweisen verschwunden[166] sind, wird er im Hause reiner, vornehmer Leute mit einer starken Disposition zum Yoga wiedergeboren. Dann gewinnt er im Fluge die drei letzten [noch fehlenden] Stufen.

Diese drei Stufen [nämlich Stufen eins bis drei], o Rāma, gelten als Wachzustand.

Wer einen Wandel führt, der ihm natürlich [seiner Geburt entsprechend] zukommt, indem er das tut, was er tun soll, und nicht tut, was er nicht tun soll, der gilt als ein Ārya [ein Edler].

Wer ein Leben führt im Einklang mit Sitten und vorgeschriebenen Regeln, nach bestem Verstande und den Umständen angepaßt, der gilt als ein Ārya.

Auf der ersten Stufe beginnt es zu sprießen, dann [auf der zweiten] erblüht es, und auf der dritten wird es Frucht, das Āryasein eines Yogin.

Sobald sich mit dem Üben der drei ersten Stufen das Nichterkennen auflöst, die Nichtdualität *[advaita]* zur Realität wird und die Dualität *[dvaita]* verschwindet, erblickt man, zur vierten Stufe gelangend, die Welt wie einen Traum.

Ist man zur fünften Stufe gekommen, verweilt man in der bloßen Nichtdualität, alle Unterschiede und Aspekte sind verschwunden, und man erscheint wie schlafend.

Übt man auf dieser Stufe weiter, so gerät man auf die sechste Stufe, wo man ohne Knoten, ohne Vorstellungen als ein zu Lebzeiten Befreiter weilt, innen leer und außen leer wie ein leerer Krug im Luftraum, innen voll und außen voll wie ein voller Krug im Ozean.

Nachdem er [der Yogin] auf der sechsten Stufe geweilt hat, kommt er zur siebten Stufe. Diese schließt die Stufen des Daseins ab; man nennt sie die Ebene des Körperlosbefreiten. Einige bezeichnen sie als das Śiva [das Gütige, Glückselige], einige als das Brahman und andere wiederum anders, je nach der Eigenschaft, die man ihr selber zuschreibt. Obwohl sie nie und nimmer benannt werden kann, gibt man ihr irgendeine Bezeichnung.

Es gibt da einen vor Brunst blindwütigen Elefanten, Wunsch ist sein Name. Wenn dieser unendliches Unheil anrichtende getötet wird, dann kommt der Mensch auf allen diesen Stufen zum Sieg. Neigung, Verlangen, Manas und Citta[166a], Vorstellen, Vergegenwärtigen [oder Imaginieren], Begehren usw. sind alles Namen dieses Elefanten. Mit der vorzüglichsten Waffe, die da heißt Festigkeit [oder Standhaftigkeit], kann man ihn ganz und gar besiegen.

‹Das hier soll sein›: ist man mit solchem Denken verquickt, dann sprechen die Besten von Fiktion.[167] Die Vergegenwärtigung, daß dies alles [die ganze Welt] nicht wirklich vorhanden ist, nennt man das Aufgeben der Fiktion.

Wisse, Vorstellung ist Erinnerung, Nichterinnerung nennt man Glückseligkeit. Du sollst sogleich alles vergessen – und sein wie ein Tor, wie ein Stück Holz!

Ich stehe mit erhobenen Armen und rufe es laut, doch keiner schenkt mir Gehör! Nichtvorstellen ist das höchste Heil. Warum wird das im Innern nicht wahrgenommen [oder verwirklicht]?

Nur vom Schweigenden, fürwahr, wird jenes höchste Sein erlangt, wo selbst größte Allherrschaft, o Rāma, bloß wie ein Grashalm erscheint!

Genug der vielen Worte! Zusammenfassend kann man folgendes sagen: Vorstellen ist höchstes Gebundensein; verschwindet es, ist man befreit. Nichtwahrnehmen [Nichtwahrnehmen der Welt als vorgestellte Realität] nennt man Yoga, das natürliche Ende des Gemüts. *Dem Yoga obliegend, sollst du dein Tun verrichten*[168] und, was dir zu tun nicht zukommt, meiden. Das Glückselige, Allgegenwärtige, Ruhige, dessen Wesen Erkennen ist, das Ungeborene, Gute: allein das zu vergegenwärtigen [als Realität wahrzunehmen], o Rāma, wird als das Aufgeben des Tuns [das Verzichten auf alle seine Werke] gelehrt.»

So lautet im Vāsiṣṭha-Saṃgraha das einunddreißigste Kapitel, *Das Erringen der Stufen*.

XXXII
Das Ende des Buches

Vālmīki sprach:

«Nachdem Rāma nun diese von Vasiṣṭha vorgetragene Quintessenz des Erkennens vernommen hatte, erwachte er für eine Weile und war ein Ozean von Bewußtsein und Wonne. Er war zum großen Gleichsein [zur absoluten Unveränderlichkeit, Ruhe] gelangt und in der Allgegenwart des absoluten Bewußtseins aufgegangen. Nichts sagte er mehr, zur Vollendung gekommen im glückseligen Sein.»

Bharadvāja sprach:

«Oh, wie wunderbar, daß Rāma das große Sein erreicht hat! Wie kann auch uns dieses Ziel zuteil werden, o Bester der Weisen? Wie kann ich hinübergelangen über den Ozean des Daseins, der so schwer zu überqueren ist?»

Vālmīki sprach:

«Diese Geschichte von Rāma, die von Anfang an bis ins letzte dargestellt wurde, sollst du im Geiste selber nochmals durchgehen und deine Schlüsse daraus ziehen!

Diese Erscheinungswelt gehört dem Nichtwissen an, hier gibt es nicht das geringste Quentchen Wirklichkeit. Die Weisen durchdringen sie mit kritischem Verstand, die anderen debattieren bloß.

Es gibt nichts, was vom absoluten Bewußtsein verschieden wäre; eine Traumepisode ist diese Welt! Dem Nichtwissen entstammen alle Unterschiede; wie Wasserblasen kommen sie einen Augenblick hervor und verschwinden wieder im alleinigen Meer des Erkennens.

Wende dich so lange dem Gestalthaften zu, bis daß dein Wesen klar wird. Darauf stellt sich natürlich das Sein im gestaltlosen, höchsten Prinzip ein.

Genug der menschlichen Anstrengung und des bloßen Tuns! Mit

Hilfe des großen Herrn nur erlangen die Menschen, was zu erlangen ist.

Weder edle Abstammung noch sittlicher Wandel, weder Lebensklugheit noch Mut, sondern einzig nur die früheren Werke *[karman]* sind von Bedeutung, mein Freund! [Jedoch:] Warum bist du wegen der ungewissen Vergeltung so niedergeschlagen? Nicht einmal der Herr könnte den an der Stirn ruhenden Rosenkranz entfernen![169]

Die Erkenntnis ist vom guten [moralischen] Verdienst abhängig; man erlangt sie nach vielen Geburten [Leben]. Bei den weisen zu Lebzeiten Befreiten ist sie aus deren Verhalten zu ersehen.

Lasse dich einen Augenblick nicht bedrückt sein und betrachte das Schauspiel des Saṃsāra! Lasse den unheilbringenden Kummer fahren und denke an etwas Glückbringendes [Schönes, Gutes]! Denke an das ganz klare [reine, durchsichtige] Selbst, welches nichts als absolutes Bewußtsein und Glückseligkeit ist!»

Bharadvāja sprach:

«Rāma ist durch das eigene Selbst im Selbst zum höchsten Yoga gelangt, o Weiser! Wie hat ihn der erhabene Vasiṣṭha wieder ins gewöhnliche Leben zurückgebracht?»

Vālmīki sprach:

«Auf eine entsprechende Bitte Viśvāmitras hin, sprach Vasiṣṭha zu Rāma:

‹Rāma, Rāma, o tapferer Krieger[170], großes Wesen, das du aus absolutem Bewußtsein bestehst, es ist nicht die Zeit, zur Ruhe einzugehen, du sollst der Welt noch zum Segen sein!

Solange sich ein Yogin nicht hinreichend mit der Welt befaßt hat, kann der Samādhi seine makellose [absolute, letzte] Form noch nicht erreichen.

Darum laß ab, mein Sohn, führe dir das Königtum und all die anderen vergänglichen Dinge vor Augen, ebenso all das, was den Göttern gebührt, und dergleichen [übernimm wieder alle deine weltlichen und religiösen Pflichten] und sei glücklich!›

So sprach Vasiṣṭha zu ihm, und Rāma, Daśarathas Sohn, der von jeglichem Verlangen frei geworden war, sagte folgendes mit Bescheidenheit:

‹Dank deiner Hilfe gibt es nie wieder Gebote und Verbote für mich; dennoch wird dein Wort immer zu befolgen sein! In den

Vedas, Āgamas, Purāṇas und Smṛtis [in allen heiligen Schriften und Überlieferungen], o großer Weiser, wird das Wort des Guru als Gebot und das, was diesem widerspricht, als Verbot [Verbotenes] bezeichnet.›

So sprach er – das Selbst von allem, Inbegriff der Barmherzigkeit[171] –, tat die Füße des großen Vasiṣṭha auf sein Haupt und sagte zu allen:

‹Wohl euch! Hört alle her! Eines ist ganz sicher gewiß: Es gibt nichts Höheres als das Erkennen des Selbst *[ātmajñāna]* – und als den Guru, der um dieses weiß!›

Da ging ein Blumenregen auf Rāmas Scheitel nieder.

Damit habe ich dir die ganze Geschichte von Rāma erzählt. Wende an, was sie dich lehrt, o Bharadvāja, und sei glücklich!»

Wer so von Rāma und Vasiṣṭhas Verfahren [von ihrem Gespräch als *Mittel zur Befreiung*] beständig hört, gelangt, ungeachtet seiner Lebenslage, vom Hören auf den Weg zur Befreiung.

So lautet im Vāsiṣṭha-Saṃgraha das zweiunddreißigste Kapitel, *Das Ende des Buches*.

Anmerkungen

Abkürzungen:

Komm. Sanskrit-Kommentar zum Laghu-Yogavāsiṣṭha
VS Vāsiṣṭha-Saṃgraha
YV Yogavāsiṣṭha

1 Raum zwischen Himmel und Erde.
2 *vidyā-gṛha*), wörtl. Haus des Wissens; das Haus des Lehrers, der ihn in der vedischen Wissenschaft unterrichtete.
3 Gemeint sind Opferhandlungen. Ṛṣi Viśāmitra könnte sich wohl mit einem Fluch wehren, jedoch würde die *Aussendung des Zornes* dieses besondere Opferwerk zunichte machen (nach Rāmāyaṇa und längere Fassung des YV).
4 Wie aus der Vorlage des VS hervorgeht, spricht Rāma zu Viśvāmitra.
5 Vielleicht: Wer nachdenkt, hat vom Leben genug. (Die Stelle ist nicht zweifelsfrei überliefert.)
6 D. h. bedauernswerte Geschöpfe vgl. aber «Esel» S. 68.
7 *tṛṣṇā* (f.); Lebensdurst, der Durst nach sinnlichen Reizen.
8 *kāla* (m.); die *Zeit* ist auch eine Bezeichnung für den Tod, der alles dahinrafft.
9 D. h. Kummer verursachenden; *Fieber* ist im Sanskrit auch ein Ausdruck für «seelischer Schmerz, Betrübnis, Trauer».
10 Anmerkung zur Übersetzung: Ich nehme an, daß nicht *doṣa-*, sondern *bodha-* zu lesen ist (kann in Handschriften sehr ähnlich aussehen).
11 D. h. ohne das geringste zurückzubehalten.
12 Wörtl. ganz klar, ganz rein; mit der Assoziation: klares Wasser, durchsichtiger Bergkristall.
13 Der Wille *(pauruṣa)* kann gegen die vorgeschriebene Gesellschaftsordnung verstoßen oder mit ihr übereinstimmen. Ein Prinz oder König, der sich im regierungsfähigen Alter der Welt entzieht, handelt gesetzeswidrig.
14 D. h. die Priester.
15 *kriyā-kāṇḍa* (n.); Teil *(kāṇḍa)* der vedischen Offenbarung, die sich mit dem Ritus (kriyā) befaßt; steht auch für die traditionelle, rituelle Seite des alten Hinduismus.

16 *jñāna* (n.); niedergelegt im Jñāna-kāṇḍa, «Erkenntnisteil», des Veda, worunter man insbesondere die Upaniṣaden versteht.

17 Mit den *Guten* oder *guten Leuten* sind stets die *Wissenden,* die Heiligen gemeint, diejenigen, die «erkannt haben, was es zu erkennen gibt».

18 *Mondgleich* oder *monden:* ein Ausdruck für «wohltuend, mild, sanft».

19 Vgl. Zitat S. 25.

20 *svayaṃbhū* (m.), wörtl. von selbst werdend/seiend; eine gebräuchliche Bezeichnung des Schöpfergottes Brahmā.

21 Es wäre eigentlich zu übersetzen: «keine mithelfenden Ursachen»; das ist jedoch nur im Kontext, der vom Kompilator weggekürzt wurde, verständlich.

22 *maheśvara* (m.); eine Bezeichnung des Allgottes (Viṣṇu bei den Viṣṇuiten, Śiva bei den Śivaiten).

23 Himmel, Erde und der Luftraum dazwischen (vgl. Eingangsvers) oder Himmel, Erde und Unterwelt: der gesamte Kosmos.

24 Muṇḍaka-Upaniṣad 2.2.8. Jedes *Tun (karman)* bleibt tendentiell erhalten, erzeugt neues *Tun,* Verhalten, und hält so den Kreislauf der Geburten in Gang. Nur das Jñāna, das «Erkennen», vermag die Kettenreaktion zu unterbrechen.

25 Bhagavadgītā 18.17.

26 Bhagavadgītā 12.15.

27 D. h. rundum zufrieden.

28 Siehe Anm. 8.

29 Wörtl. sollst du mir Anblick *(darśana)* gewähren; es ist darin mehr enthalten, als die Übersetzung erkennen läßt: Du sollst dich mir zeigen und mir mit deiner Gegenwart deine Gnade zuteil werden lassen.

30 Wie aus der ungekürzten Fassung hervorgeht, saß der Brahmane auf einem Berg.

31 Die Lehrtexte des Vedānta, welche insbesondere die zur Meditation verwendeten *Großen Sätze (mahā-vākya)* wiedergeben: «Das bist du» *(tat tvam asi),* «Dies Selbst hier ist Brahman» *(ayam ātmā brahma),* «Bewußtsein ist Brahman» *(prajñānaṃ brahma)* und «Ich bin Brahman» *(ahaṃ brahmāsmi).*

32 Laut ungekürzter Fassung.

33 *dvaita* (n.); steht für eine Weltsicht, die das Geschaffene oder die Natur und das Göttliche, Absolute, als zwei getrennte Prinzipien auffaßt. Das Gegenteil von Dvaita ist Advaita, «Nichtzweiheit, Nichtdualität».

34 Mit Askese *(tapas)* kann man die Gunst eines Gottes erzwingen.

34a Vgl. S. 31.

35 D. h. ohne wahrnehmbare Gestalt.
36 Nämlich vom Absoluten.
37 Siehe Anm. 31.
38 *śiva* (n.!); Brahman oder das höchste Selbst *(paramātman)*.
39 Gott Brahmā.
40 Wörtl. ich entlasse, ich hole ein.
41 Anspielung auf den Namen Indu, welcher «Mond» bedeutet, oder Aindava, «Sohn des Indu».
42 Die Überlieferung – z. B. im ersten Buch des Rāmāyaṇa – erzählt von einer schönen Ahalyā, Gattin des Weisen Gautama, die sich vom Götterkönig Indra verführen ließ. Gautama verfluchte die beiden: Indra sollte entmannt werden und Ahalyā tausend Jahre ein hartes Asketenleben führen. Nach einer anderen Version wurde Ahalyā in einen Stein verwandelt.
43 Man hält Dinge für wirklich, die im Grunde gar nicht vorhanden sind.
44 Beliebtes Requisit altindischer Illusionisten.
45 Laut Komm. wird der Himmel in dreißig Teile oder Grade eingeteilt.
46 Man beachte, daß «zur Ruhe kommen, beruhigt werden» etc. sehr oft mit der Bedeutung «sich auflösen, verschwinden, aufhören» verwendet wird.
47 Vgl. etwa unten S. 31.
48 *rājasūya* (m.); eine alte von Königen veranstaltete Zeremonie, die sehr lange dauert – Monate, wenn nicht gar Jahre, (die Vorlage des VS spricht von zwölf Jahren, wohl eine symbolische Zahl) – und dem Opferherrn einiges an Entbehrungen abverlangt. Das Opfer sollte die Macht des Herrschers stärken.
49 Berühmte, in der Sanskritliteratur immer wieder erwähnte und als Beispiele herangezogene Sinnestäuschungen.
49a Wenn einer wach ist, jedoch zu träumen glaubt.
50 Es werden traditionell, seit upaniṣadischer Zeit, vier Bewußtseinszustände unterschieden: Wachen, Traum, traumloser Tiefschlaf und als vierter das *Vierte,* eine transzendente, sich jeder Beschreibung entziehende Bewußtseinsebene.
51 Laut Vorlage des VS wurde die Frau von Dienerinnen begleitet.
52 Es besteht die Vorstellung, daß man mit frommen oder asketischen *Werken* ein Kapital von *Verdienst (puṇya)* aufhäuft, das den Eintritt in den Götterhimmel ermöglicht. Der Aufenthalt im Himmel dauert jedoch nur so lange, wie dieses *Verdienst* dafür herhält.
53 D. h. Śukra, Sohn des Bhṛgu.
54 Vgl. Anm. 8.

55 *tapas (n.),* wörtl. Hitze, Glut. Tapas ist die gängige Bezeichnung für «Askese», aber auch für die daraus erzielte magische Energie, welche die Asketen in sich anreichern; eine Energie, die insbesondere von Göttern äußerst gefürchtet wird.
56 Vgl. unten S. 42.
57 *indriya* (n.); bedeutet vor allem auch «Sinnesorgan»!
58 Vgl. die *vier Arten von Überzeugungen,* oben S. 71.
59 Ungekürzt: «... wird dasjenige Wissen erlangt, o Rāma, das alle Übel beiseite schafft. Waffen werden mit Waffen zur Ruhe gebracht, Schmutz wird mit Schmutz abgewaschen, Gift verliert mit Gift seine Wirkung, Feinde werden mit Feinden geschlagen.»
60 Oder «Laut-Samens»: des Urgrundes aller Laute und Töne.
61 Gemeint ist wohl: wie es immer wieder nach gleichem Schema abläuft.
62 Dharma, Kāma und Artha, die drei Lebensziele; als viertes wird oft Mokṣa, «Befreiung», hinzugefügt.
63 *mahābāhu,* wörtl. «Großarmiger»; *mahā-* meint jeweils eine Größe in mythischer oder ethischer Hinsicht. Wahrscheinlich scheint hier die Rahmenerzählung durch, und es ist Rāma damit gemeint.
64 Sieben über und sieben unter der Erdoberfläche.
65 Der Komm. verweist hier auf das Yogasūtra (1.33), wo zur *Beruhigung des Gemüts* folgende *Vergegenwärtigungen* aufgezählt sind: 1. Freundschaftlichkeit, 2. Mitgefühl, 3. Freude, 4. Indifferenz.
66 «Nämlich der Sonne, des Mondes und des Blitzes usw.» (Komm.).
67 *haṃsa* bedeutet zunächst «(Wild-)Gans» und bezeichnet u. a. den mythischen Seelenvogel, der auch für die Weltseele stehen kann. Das Wort bzw. der Laut *haṃsa* soll sich aber auch im Atem der Lebewesen vernehmen lassen. Gewiß wird hier auf die entsprechende Stelle der Haṃsa-Upaniṣad angespielt: «Mit einem ‹*haṃsa-haṃsa*› stets, weilt dieser [der Haṃsa] in allen Körpern und durchdringt sie, wie das Feuer in den Hölzern, wie das Öl in den Sesamkörnern. Wer ihn kennt, durchschreitet nicht den Tod.»
68 Der Kauṣṭubha; er wurde gewonnen, als die Götter das Milchmeer quirlten. Viṣṇu trägt ihn als Schmuck auf der Brust.
69 Der Saṃsāra wird immer wieder mit einem großen Meer verglichen.
70 D. h. die dem Saṣsāra entrinnen möchten.
71 D. h. wer sich wie im traumlosen Schlaf von nichts berühren läßt.
72 D. h. weil man sich von einer Fata Morgana fehlleiten läßt.
73 Wörtl. von langer Askese; die Söhne heißen «Gut» und «Rein».
74 Der in Windungen daliegende Schlangenfürst Śeṣa oder Ananta dient Gott Viṣṇu als Lager.

75 «vergänglich»: Das Gesehene; «augenblicklich dahin»: das Sehen als Eigenschaft der kurzlebigen Person.
76 Im Nirvikalpa-Samādhi.
77 Siehe Anm. 25.
77a *śvapaca* (m.): Angehöriger einer verachteten Kaste.
78 *rājamārga* (m.); eine breite Straße, die vom Tor direkt zum Königspalast führt. Vgl. Dieter Schlingloff, Die altindische Stadt, Mainz 1969.
79 Um sich vom Kontakt mit dem verfluchten Ort zu reinigen.
80 *candrāyaṇa* (n.); eine Fastenübung, die sich nach dem Mondverlauf richtet; hier wohl allgemein für ein sehr strenges Fasten.
81 Wahrscheinlich metaphorisch: in der Verborgenheit, Abgeschiedenheit.
82 Laut Komm.: Ordnung 1. der gesellschaftlichen Stellung *(varṇa)* und 2. der Lebensstufe *(āśrama)*, nämlich des Schülers, Hausvaters, Einsiedlers und heimatlosen Bettlers.
83 Traditioneller Vergleich: Die Färbung eines glasklaren Kristalls durch einen farbigen Hintergrund.
84 Niyama und Yama; vgl. Yogasūtra 2.32 und 30.
85 Laut Vorlage des VS ein Antilopenfell.
86 Laut Komm.: die den Lockrufen eines Jägers folgt.
87 Des Elefantenjägers.
88 Das Beispiel vom Goldring, der letztlich nichts als Gold ist.
89 *cittatva:* dieses Wortgebilde kann auf zwei Arten aufgelöst werden; im ersten Fall ist *citta-tva,* im zweiten *cit-tattva* (gängige Schreibart: *-tatva*) gemeint.
90 Die Himmelswelt; siehe dazu Anm. 52.
91 Vgl. die haṭhayogische Praxis der Yonimudrā. Die *neun Tore* sind: Augen, Ohren- und Nasenöffnungen, Mund, Sexual- und Darmöffnung.
92 D. h. selbst als Hörendes nichthörend.
93 *karmendriya* (n.); Sprechen, (mit der Hand) Handeln, Gehen, Entleeren, Zeugen.
94 *buddhīndriya* (n.): Hören, Fühlen (Tasten), Sehen, Schmecken, Riechen.
95 Siehe Glossar unter Viśvāmitra.
96 D. h. nicht aus persönlichem Ehrgeiz.
97 Ein methodischer Fingerzeig; vgl. Yogasūtra 3.1–3.
98 D. h. wie eine Krankheit beseitigt.
99 Siehe Yogasūtra 1.2.
100 Hinweis auf die haṭhayogische Tradition. Vgl. Haṭhayogapradīpikā: «Ist der Atem bewegt, ist das Gemüt bewegt, ist er unbewegt, ist auch

dieses unbewegt» (2.2). «Wer den Atem fesselt, fesselt das Gemüt» (4.21). «Wo der Atem verschwindet, verschwindet das Gemüt» (4.23). – Vgl. auch S. 105.

101 Die Frage deutet an, daß es verschiedene *Körperwinde* gibt. Hier dürfte *prāṇa* genaugenommen nicht mehr bloß mit «Atem» wiedergegeben werden.

102 Siehe Anm. 50.

103 Diesen Piṅgala hat man sich als Löwen vorzustellen, der, wie die ungekürzte Vorlage erzählt, den Körper mit seinen Krallen aus dem Erdreich befreit.

104 In der Abgeschiedenheit der Berge, wohin er sich begeben hatte (Vorlage).

105 Der Gedanke ist der, daß treue Pflichterfüllung zur Befreiung führe, die Pflicht – die standesgemäßen weltlichen und religiösen Obliegenheiten – jedoch im Augenblick der Befreiung quasi sich selbst aufhebt. (Dieser Vers ist nicht in allen Handschriften der Vorlage zu finden.)

106 *paśyantī* (f.); Begriff einer Sprachmystik, welche die Sprache auf drei oder vier Ebenen ansiedelt. Die hörbare, artikulierte Sprache befindet sich auf der untersten Ebene. Die Ebene der *schauenden Sprache* markiert die Wurzel des sich zur Welt öffnenden Bewußtseins. Näheres ausführlich bei André Padoux, Recherches sur la symbolique et l'énergie de la parole dans certains textes tantriques. Paris 1975, S. 141 ff.

107 Ein berühmtes Zitat aus der Bṛhadāraṇyaka-Upaniṣad, das meist als «nicht so, nicht so» oder «nicht, nicht» verstanden wird.

108 Vgl. Anm. 100.

109 *dhātu* (m.); Speisesaft, Blut, Fleisch, Fett, Knochen, Mark, Samen, Haare, Haut, Sehnen.

110 Siehe Anm. 65.

111 *vṛtti* (f.); vgl. Yogasūtra 1.5 ff.

112 D. h. keine Wiedergeburt mehr aus sich hervorgehen lassen.

112a Vgl. Anm. 59.

113 Avidyā = Prakṛti!

114 D. h. der Brahmanen.

115 Siehe Anm. 50.

116 *kalpavṛkṣa* (m.); ein wunderbarer Baum, der alle Wünsche erfüllt; er kam ebenfalls (vgl. Anm. 68) aus dem Milchmeer hervor.

117 Der heilige See des Schöpfergottes Brahmā ist vor allem unter dem Namen Mānasa bekannt; er gilt als Heimat der Wildgänse *(haṃsa)*.

118 Wenn das ein Lebendbefreiter sagt, kann es sich natürlich nur um eine sehr höfliche Floskel handeln.
119 Eine Sentenz, die wohl nicht hierher gehört.
120 Vgl. dazu die Pañca-Dhāraṇā, die «fünf Festhaltungen», im dritten Kapitel der Gheraṇḍa-Saṃhitā.
121 Laut Komm. sind dies die fünf Elemente, das Ich *(ahaṃkāra)*, der Verstand *(mahat)* und die Prakṛti.
122 Upendra, eine Inkarnation Viṣṇus als Zwerg, gewann mit drei Schritten das ganze Universum, die *Dreiwelt,* zurück, das der große Dämon Bali usurpiert hatte, und verhalf so dem Götterkönig Indra zu seinem Recht.
123 Ebenfalls ein Avatāra, eine «Herabkunft», Viṣṇus, der jedoch mit dem Rāma des Rāmāyaṇa nichts zu tun hat.
124 *tripura* (n.); aus Gold, Silber und Erz; sie gehörten drei Dämonen und wurden von Śiva zerstört.
125 Die Verwüstung richtete Śiva an, da er vom Opfer ausgeschlossen worden war.
126 Hier der Gesprächspartner von Vasiṣṭha.
127 Gemeint ist die Geburt Kṛṣṇas, der ebenfalls eine Inkarnation des Gottes Viṣṇu ist.
128 Metaphorisch.
129 Von einem externen Kumbhaka würde man beispielsweise dann sprechen, wenn der Prāṇa ausgesetzt und der Apāna noch nicht eingesetzt hat, wenn also der Atem nach dem Ausatmen angehalten wird und der *Krug* quasi draußen gefüllt ist.
130 So die Vorlage des VS. Vasiṣṭha bedient sich hier für seine Reisen des Fliegens.
131 Gemeint ist wohl der Anfang des betreffenden Mahā-Yuga.
132 Die Verse dieses Abschnitts gehören vermutlich nicht hierher.
133 D. h. die sonst bei der Verehrung einer Gottheit einzusetzen sind. Vgl. S. 76.
134 Siehe Anm. 8.
135 Wortspiel *indra – indriya;* Indra steht hier wahrscheinlich für etwas, das die besondere Aufmerksamkeit auf sich zieht. Der Indra einer Gruppe von Wesen oder Dingen ist stets der/das Beste, Schönste, Königlichste unter ihnen.
136 Vgl. Bhagavadgītā 2.20.
137 Bhagavadgītā 2.48, erste Hälfte; die zweite lautet: «gleich bleibend bei Erfolg und Mißerfolg; Gleichsein [keinen inneren Schwankungen unterliegen] wird Yoga genannt».

138 Bhagavadgītā 9.34; hier in einer leicht anderen Diktion als der sonst bekannten.

139 Siehe Anm. 117.

140 Sonst besser bekannt als Jñāna-Yogins.

141 Meditatives Vergegenwärtigen bis hin zur völligen Identifizierung.

142 Damit ist die Verbindung zur bekannten Bhagīratha-Sage hergestellt: Die Asche von sechzigtausend Vorfahren Bahgīrathas mußte rituell gereinigt werden. Das konnte nur mit dem Wasser des Himmelsstromes, der Gaṅgā, bewerkstelligt werden. Durch seine Askese erreichte Bhagīratha, daß Śiva mit seinem Haupt den vom Himmel heruntergefallenen Strom auffing, dessen Wucht sonst die Erde zerschmettert hätte. (Ausführlich erzählt bei Heinrich Zimmer, Mythen und Symbole in indischer Kunst und Kultur, Zürich 1951, S. 128 ff.)

143 Wörtl. der einen Pfau *(śikhin)* im Banner *(dhvaja)* hat.

144 Vgl. Vedāntasāra: «Das Ajñāna [«Nichterkennen»] besitzt zwei Kräfte *[śakti]*; sie heißen Verhüllung und Ausbreitung.»

145 Sie übte yogische Atemtechniken, wobei hier offenbar die Art und Weise des Ausatmens bzw. des Zurückbehaltens der eingeatmeten Luft eine besondere Rolle spielt.

146 *kūrma* (m.); eine Stelle im Unterleib zwischen Nabel und Genitalien, auch als Kanda, «Knollen», bekannt. Vgl. die Abbildung bei Philip Rawson, Tantra, München/Zürich 1974, Tafel 54.

147 Ungekürzt lautet diese Stelle: «Geht sie ganz nach oben oder eilt sie ganz nach unten, dann kommt der Mensch zu Tode; denn es heißt, daß sie aus Atem [dem Atem?] bestehe.»

148 Vgl. oben S. 119 f.

149 Die ungekürzte Fassung fährt fort: «wie ein prall mit Luft gefüllter Schlauch, der sich im Wasser befindet, einen Menschen schwimmen [oder schweben] läßt». Vgl. dazu Haṭhayogapradīpikā 2.70 (Plāvinī).

150 Laut Komm, die im Luftraum lebenden halbgöttlichen Wesen wie Siddhas und Vidyādharas. – Vgl. zu diesem Abschnitt S. 120.

151 Die Siddhis.

152 Wörtl. zu einem Experten im Jñāna; d. h. er lehrte ihn jenes Wissen, das im philosophischen Teil des Veda niedergelegt ist. Vgl. Anm. 16.

153 Wörtl. wenn ich jemand bin, dessen Worte anzunehmen sind.

154 Genauer: das ungekünstelte, nicht gemachte.

155 *digambara* (m.); wörtl. einer, dessen Gewänder die Himmelsrichtungen sind; vielleicht eine Anspielung auf eine der beiden großen Gruppierungen des Jinismus, die Digambaras. (Die andere Gruppierung wären die Śvetāmbaras, «Weißgewandeten».)

156 Siehe Anm. 93.
157 Astrologisch günstig; Vollmond im Sommermonat Śrāvaṇa (Vorlage).
158 Eine auf *Selbstwahl* beruhende Heirat ist zumindest in höfischen Kreisen nicht illegitim, jedoch eher die Ausnahme.
159 Wörtl. vielleicht: der den Inhalt aller Padas [Viertelsverse] kannte; der sich also in allen Schriften genauestens auskannte.
160 Vgl. Zitat S. 25 und Anm. 24.
161 Wohl: Glück und Unglück.
162 Dieser Abschnitt enthält den Versuch, die *sieben Stufen* mit den *vier Zuständen* (vgl. Anm. 50) zu harmonisieren. Möglicherweise gehört diese Passage in einen anderen Kontext.
163 Siehe Anm. 82.
164 Vgl. Bhagavadgītā 12.15.
165 Komm.: «Wenn sich ein Brahmane etwa mit einer Śūdrafrau zusammentut». Vgl. die Lavaṇa-Episode.
166 Bzw. aufgebraucht. Vgl. Anm. 52
166a Siehe S. 151 unten.
167 Mit anderen Worten: Die Welt ist nur darum wirklich, weil man letztlich *will*, daß sie real sei. Und das ist das Wesen der *Fiktion*, die den Saṃsāra als Erfahrungsebene erstehen läßt.
168 Oder: «Aus dem Yoga heraus . . .»; vgl. Bhagavadgītā 2.48.
169 Mit anderen Worten: Du hast ja so viele gute Verdienste – der Rosenkranz *(akṣamālā)* ist ein Hinweis auf die standesgemäße Pflichterfüllung des Brahmanen –, die könnte dir nicht einmal der höchste Gott streitig machen.
170 Wörtl. Großarmiger; siehe Anm. 63.
171 Rāma gilt ja als eine Inkarnation des Gottes Viṣṇu.

Glossar

Als Ergänzung zu den Anmerkungen

Agni und Soma: Agni ist das «Feuer», insbesondere das Opferfeuer, und Soma der berühmte Opfertrank; hier ein Gegensatzpaar wie Sonne und Mond. Soma allein kann auch «Mond» bedeuten.

Asura: Dämon, Gegenspieler der Götter.

Bali: ein großer Dämonenfürst, Sohn des Virocana.

Bharadvāja: ein vedischer Ṛṣi, Sohn des Bṛhaspati.

Bhāratakontinent *(bhārata-varṣa m.)*: Indien, Subkontinent des Rosenapfelkontinents.

Bhārgava: Sohn des Bhṛgu; siehe Śukra.

Bhṛgu: vedischer Ṛṣi.

Brahmā: der Schöpfergott, oft Pitāmaha, «Großvater, Urahne», genannt. Er entstammt einer Lotusblume, die aus dem Nabel Viṣṇus, des Allgottes, wächst.

Brahmā, Viṣṇu, Śiva: die drei Hauptgötter des Hindupantheons. Viṣṇu und Śiva können als Allgötter auftreten.

Bṛhaspati: Gott der Klugheit und Beredsamkeit, Prototyp des Priesters (Brahmanen); Lehrer der Götter; Vater von Bharadvāja.

Cāṇḍāla: ein Kastenloser; eine Cāṇḍālī ist eine Cāṇḍāla-Frau.

Cintāmaṇi (m.): ein wunderkräftiger Edelstein *(maṇi)*, der alles in Erfüllung gehen läßt, worauf man seine Gedanken *(cintā)* gerichtet hat; eine Art Stein der Weisen.

Dakṣa: ein Sohn des Gottes Brahmā.

Daśaratha: König der Sonnendynastie, Rāmas Vater.

Durvāsas: «schlecht bekleidet»; ein für seinen Jähzorn und seine Verwünschungen berühmtberüchtigter Asket.

Gandharva: halbgöttliche Sänger und Musikanten, die unsichtbar im Luftraum wohnen. Der Ausdruck Gandharvenstadt (*gandharvanagara* n.) steht für eine Illusion, eine Fata Morgana.

Gaṅgā (f.): Ganges; der Himmelsstrom, der auf die Erde herabfällt; am Himmel erscheint die Gaṅgā als Milchstraße.

Guṇa (n.): «Faden, Schnur; Eigenschaft»; Bezeichnung auch für die drei Eigenschaften oder Konstituenten der Prakṛti: Sattva, Rajas und Tamas, «Gutsein (Harmonie)», «Leidenschaft» und «Finsternis».

Hariścandra: König der Sonnendynastie; entfernter Verwandter Rāmas.

Hūṇa: eigentlich Hunnen, hier soviel wie Barbaren.

Ikṣvāku: Enkel der Sonne, Begründer der Sonnendynastie.

Indra: der Götterkönig; wenn auch der Traide Brahmā–Viṣṇu–Śiva untergeordnet, so doch Herr über alle anderen Götter.

Janaka: König von Videha, Vater von Rāmas Gattin Sītā; besonders berühmt für seine große Weisheit.

Kalpa (m.): Aeon; siehe Manvantara und Yuga.

Kaśyapa: vedischer Ṛṣi.

Kirāta: Name und Angehöriger eines alten Eingeborenenstammes, von den Hindus als Kastenlose behandelt. Ihre Kräuterkunde war jedoch sehr geschätzt.

Kosala: das Reich der Sonnendynastie mit Ayodhyā, Rāmas Vaterstadt, als Zentrum; etwa nördlich des mittleren Ganges gelegen.

Krośa (m.): «Ruf, Rufweite», 4 Krośas = 1 Yojana (ca. 13 km).

Kṛta-Yuga: siehe Yuga.

Lakṣmī: Göttin der Schönheit und des Reichtums, auch Śrī genannt; Gattin des Gottes Viṣṇu.

Madra: Königreich im alten Indien, etwa in der Gegend des heutigen Punjab gelegen.

Magadha: eine berühmte Stadt im alten Indien und Name des zugehörigen Landes; im heutigen Süd-Bihar gelegen.

Mahā-Yuga: siehe Yuga.

Mālava: altes Reich, östlich von Surāṣṭra, im westlichen Zentralindien.

Maṇḍapa (n.): Raum, offene Halle in einem Tempel oder Königspalast.

Mandara: der Berg, den die Götter zum Quirlen des Milchozeans benutzten.

Mantra (m.): «Spruch», (religiös vedischer Hymnus, vorformuliertes Gebet, heilige Formel) oder magisch (Zauberspruch, Besprechung). – Bīja-Mantra (n.): «Samen-Mantra, Keim-Silbe»; bloß aus einer einzigen Silbe bestehend.

Manu: Sohn der Sonne und Vater des Ikṣvāku; Stammvater der Menschen (siehe auch Manvantara).

Manvantara (m.): «Manu-Periode»; 12 000 Götterjahre zu 360 Menschenjahren. 14 Manvantaras bilden einen Kalpa. Jedem Manvantara steht ein eigener Manu, Vater der Menschheit, vor.

Meru: das unzugängliche Zentralgebirge, der Sitz der Götter.

Nāḍī (f.): so heißen die «Röhren», Adern oder Kanäle der yogischen Physiologie, durch welche der Atem *(prāṇa)* bzw. die Körperwinde (auch als Vitalkräfte gedeutet) strömen.

Nārada: Sohn des Gottes Brahmā; vedischer Weiser.

Prahlāda: ein Dämonenfürst; Vater von Virocana und Großvater von Bali.

Prakṛti: die sich wandelnde Natur, Urnatur oder Materie, im Gegensatz zum ewig ruhigen Allgeist (siehe auch unter Guṇa).

Prāṇa (m.): «Atem»; wenn zusammen mit dem nach unten gehenden Apāna genannt, bedeutet Prāṇa den nach oben, hinaus strömenden Atem. Daneben gibt es noch weitere Körperwinde – es sind im ganzen fünf –, die hier jedoch keine namentliche Erwähnung finden; sie werden kollektiv die Prāṇas genannt.

Prāṇāyāma (m.): Atembeherrschung, Zügelung des Atems.

Puryaṣṭaka (n.): der feinstoffliche achtgliedrige Organismus; er setzt sich zusammen aus den fünf sog. Reinstoffen *(tanmātara)*: Ton/Laut, Berührung, Form, Geschmack und Geruch, sowie dem Ich *(ahaṃkāra)*, Gemüt *(manas)* und Geist/Verstand *(buddhi)*.

Raghu: König der Sonnendynastie, Urgroßvater von Rāma; nach ihm wird Rāma oft auch Rāghava (Raghuide) genannt.

Rajas (n.): siehe unter Guṇa.

Rosenapfelkontinent (*jambudvīpa* m.): einer der sieben mythischen Kontinente; sein Zentrum bildet der Meru.

Ṛṣi: Seher, Heiliger, Weiser.

Rudra: Śiva bzw. eine Erscheinungsform des Gottes.

Samādhi (m.): «(Geistes)sammlung». Nirvikalpa-Samādhi: «unterschiedslose Geistessammlung», höchste Stufe geistiger Versenkung.

Saṃdhyā (f.): Zeit der Dämmerung; die zur Dämmerungszeit, am Morgen und am Abend, ausgeführten Riten.

Saṃsāra (m.): «Wanderung»; Kreislauf des Lebens, das weltliche Dasein, Welt.

Sarasvatī: Göttin der Weisheit und Gelehrsamkeit, im YV auch der «Erkenntnis» *(jñapti)*.

Sattva (n.): siehe unter Guṇa.

Siddha: «vollkommen»; halbgöttliche Wesen, die den Luftraum bevölkern.

Siddhi (f.): «Vollendung, Erfolg»; Siddhis heißen insbesondere auch die acht übernatürlichen Fähigkeiten: sich 1. sehr klein, 2. sehr leicht, 3. sehr schwer, 4. unermeßlich groß zu machen, 5. Widerstandslose Erfüllung aller Wünsche sowie drei weitere Formen der Allmacht.

Soma (m.): siehe unter Agni und Soma.

Śrāvaṇa: der Sommermonat (Juli/August).

Śukra: Sohn des Bhṛgu; Lehrer der Asuras, Priester von Bali.

Surāṣṭra: Reich in der Gegend des heutigen Gujarat.

Suṣumnā (f.): die mystische Zentralader der yogischen Physiologie im Bereich der Wirbelsäule.

Tamas (n.): siehe unter Guṇa.

Tretā-Yuga: siehe unter Yuga.

Vālmīki: großer Weiser und Asket, gilt als der «erste Dichter» *(ādi-kavi)* und Verfasser des Rāmāyaṇa, ebenso des als Fortführung dieses Epos aufgefaßten Yogavāsiṣṭha.

Vana (n.): Wald, Wildnis, freie Natur.

Vasiṣṭha: ein Sohn des Gottes Brahmā, Priester und geistlicher Berater (guru) am Hofe Daśarathas.

Vidyādhara: halbgöttliche, zauberkundige Wesen, die unsichtbar im Luftraum zwischen Himmel und Erde wohnen.

Vindhya: Gebirgs- oder Hügelzug, der den Dekkan vom nördlichen Indien trennt.

Virocana: ein Dämonenfürst, Sohn von Prahlāda und Vater von Bali.

Viśvāmitra: ein großer Ṛṣi, bekannt auch als Rivale Vasiṣṭhas. Er war ursprünglich ein Kṣatriya, ein Angehöriger des Kriegerstandes, erwarb sich aber mit eigener Anstrengung die Brahmanenwürde.

Vyāsa: neben Vālmīki wohl der berühmteste altindische Weise; er gilt als der Verfasser u. a. des Mahābhārata (und damit auch der Bhagavadgītā, die in dem großen Epos enthalten ist).

Yojana (n.): Längenmaß, siehe unter Krośa.

Yuga (n.): Weltzeitalter; 1. Kṛta-Yuga, 4800 Götterjahre, 2. Tretā-Yuga, 3600 Götterjahre, 3. Dvāpara-Yuga, 2400 Götterjahre, 4. Kali-Yuga, 1200 Götterjahre; das Götterjahr zu 360 Menschenjahren. Diese vier Yugas bilden ein Mahā-Yuga, 1000 Mahā-Yugas sind ein Kalpa.

Die Gespräche des großen Weisen unseres Jahrhunderts – erstmals vollständig in deutscher Sprache

Ramana Maharshi
Gespräche des Weisen vom Berge Arunachala

Erstmals vollständig in die deutsche Sprache übertragen.
568 Seiten, Ganzleinen mit Goldprägung und Schutzumschlag
ISBN 3-7157-0058-0

Zu den großen Gestalten des spirituellen Lebens in diesem Jahrhundert gehört Sri Ramana Maharshi (1879–1950) von Tiruvannamalai am heiligen Berg Arunachala in Südindien, ein Heiliger mit außerordentlicher Ausstrahlung. Bereits als Sechzehnjähriger wurde er einer mystischen Todeserfahrung teilhaftig. Dieser in voller Bewußtheit durchlebte mystische Tod wurde für ihn zum Durchgangstor und zur Geburt des wahren Selbst, dessen er fortan gewahr blieb.

Ramana Maharshi lebte ganz schlicht am Fuße des heiligen Berges. Tausende von suchenden Menschen sind zu ihm gepilgert, westliche Besucher wie Inder, berühmte Persönlichkeiten wie einfache Leute; alle fanden bei ihm den Frieden, nach dem sie sich ihr Leben lang gesehnt hatten.

Über dreißig Jahre nach seinem Tod sind die ‹Gespräche› des Meisters erstmals in einer vollständigen deutschen Ausgabe zugänglich. Sie sind praktisch der einzigen großen Suchfrage ‹Wer bin ich?› gewidmet, erhellen aber auch das große Thema der Suche nach dem Selbst, nach Erkenntnis und Selbst-Verwirklichung. Sie lehren das subtile Gewahrwerden des eigenen inneren Meisters, der uns zum ewigen Sein und zur Geburt des neuen Menschen führen kann.

Die Gespräche lehren das endgültige Erwachen zur Wahrheit. Deshalb finden sich in den Lehrmitteilungen dieses Buches immer wieder Hinweise für die Meditation, deren Zweck es ist, die rastlose Gedankenflucht einzudämmen, und einem beständig gedankenfreien Hintergrund Platz zu machen. In diesem stillen Sein – ohne Gedanken – wird der Mensch des inneren Friedens und der Einheit teilhaftig.

Es handelt sich bei diesen Gesprächen nie um allgemein erteilte Lehren. Ramana Maharshi ging stets auf den Fragenden ein, gleichgültig, ob es sich um ein intellektbefangenes Weltkind oder einen schon lange auf dem Weg befindlichen Gottsucher handelte. Der unschätzbare Wert von Ramana Maharshis Gesprächen liegt darin, daß es keine Fragen und keine inneren Probleme von Wahrheitssuchern gab und noch gibt, die nicht von ihm in seiner unendlichen Güte und Weisheit beantwortet und gelöst worden sind.

Ramana Maharshis ‹Gespräche› sind zeitlos gültige Wegmarken auf dem Pfad der Selbstbefreiung.

Eine wertvolle Ergänzung zu den «Gesprächen des Weisen»

Der Heilige vom Berge Arunachala
Ramana Maharshi und die Suche nach dem Selbst

Herausgegeben von Lucy Cornelssen.
248 Seiten, mit einem Verzeichnis der Sanskritausdrücke, broschiert
ISBN 3-7157-0027-0

Dies ist eine vollkommen überarbeitete und neu gestaltete Neuauflage des gleichnamigen Buches, das im Jahre 1979 als Festschrift zum 100. Geburtstag des großen indischen Heiligen Ramana Maharshi (1879–1950) im Ansata-Verlag erschienen ist und kurz danach vergriffen war.

Herausgeberin der verschiedenen Schriften, die in diesem Buch zusammengefaßt sind, ist Lucy Cornelssen (Satyamayi). Sie, die noch die gütige Ausstrahlung des Weisen vom Berge Arunachala selbst erfahren durfte, lebt noch heute in seinem Ashram am Fuße des heiligen Berges. Deshalb ist sie wie kaum jemand anders dazu berufen, von diesem schlichten Weisen und Heiligen zu künden.

Ihr äußerst lebendig geschriebenes Buch ist denn auch eine überaus wertvolle Ergänzung zur Gesamtausgabe der «Gespräche». In ihrem einführenden Essay «Die Jagd nach dem Ich» beschwört sie das reine Wesen, das sich im Menschen Ramana Maharshi verkörperte und dessen Aufgabe es war, einzelnen den Weg zu ihrer höchsten Bestimmung zu weisen. Sie erzählt vom äußeren Lebensweg des Weisen, von seiner mystischen Todeserfahrung als erst Sechzehnjährigem, von seinen Jahren des Schweigens und des Lehrens am Fuße des heiligen Berges, von seiner Anziehungskraft, die von seiner absoluten Wunschlosigkeit und Weltfreiheit her rührte und die Tausende von Pilgern neue Hoffnung und Führung finden ließ.

Durch die klare Gliederung in verschiedene Themen wie Meditation, Hindernisse und Fallen, Maya, Gurus, Erwachen und Rückkehr zur Quelle etc., beleuchtet sie klar die geistige Problematik des heutigen Menschen und zeigt gleichzeitig anhand vieler einprägsamer Beispiele, wie eine spirituelle Praxis im Sinn und Geist des großen Weisen möglich ist.

Der zweite Teil des Buches bringt eine geschickte Auswahl aus den «Gesprächen» des Weisen. Die ebenfalls unter verschiedenen Sachthemen aufgeteilten und sorgfältig editierten und kommentierten Zitate und Gespräche des Weisen führen den Fragenden immer wieder in das eigene Innere zurück, dorthin, wo er allein *seine* Antwort finden kann.

Ein kostbarer Führer auf dem Weg der Selbst-Verwirklichung – von Ramana Maharshi hoch geschätzt

Die geheime Botschaft der Göttin Tripura (Tripura Rahasya)

240 Seiten, Ganzleinen mit Goldprägung und Schutzumschlag
ISBN 3-7157-0090-4

Tripura Rahasya ist ein kostbares Juwel indischer Spiritualität. Ramana Maharshi, der Weise vom Berge Arunachala, schätzte es als größtes und klarstes Lehrbuch der Advaita-Philosophie, des Weges der Befreiung und Selbst-Verwirklichung. Es bringt einen Dialog zwischen dem berühmten mythischen Meister Dattatreya und seinem Kriegerschüler Parasurama. Der Meister läßt in seine Unterweisungen zahlreiche Parabeln, Schlüsselerzählungen und mystische Legenden einfließen, um seine hohe Botschaft noch weiter zu vertiefen.

Ursprung und Ziel des Befreiungsweges ist die Göttin Tripura, die universelle, dreifach göttliche Mutter. Sie ist ewige Weisheit und Licht einer allumfassenden Liebe. Sie ist es, die nie aufhört, die menschliche Seele zu rufen. Sie ist die Wegbegleiterin des *jivanmukti,* des zu Lebzeit Befreiten.

Das Buch bringt keine Spekulationen, sondern zeigt die praktische Suche und Nachfolge des Erlösungsweges auf. Es untersucht keine transzendentalen Ursachen der irdischen Knechtschaft. Das einzige, was zählt, ist, wie man ihr *hier und jetzt* entfliehen kann. Im Kernstück des Werks werden die subtilen Hindernisse intellektueller und existenzieller Art, die sich vor jedem echten spirituellen Übungsweg aufrichten, aufs genaueste betrachtet. Es werden Vorurteile, sprachliche Fallen, Denkgewohnheiten und die unbewußten Wünsche ergründet, die am Werk sind und die eine wirksame Befreiung verhindern.

«Selbst-Verwirklichung zeigt alles im Lichte der Einheit, wo Erkennender, Erkenntnis und Erkanntes eins *sind. Alles Elend und alle Furcht endet, wenn die Einheit erreicht ist. Nach dem Erlöschen der Vorstellung von Zweiheit kann es Furcht so wenig geben wie es Dunkelheit gibt, nachdem die Sonne aufgegangen ist. Alle Zweifel werden beseitigt und alle Neigungen verschwunden sein. Das Gemüt wird kristallklar. Nur ein Ziel lohnt den Einsatz aller Kräfte: die Verwirklichung des Selbst. Nur sie bedeutet Eintreten in den Zustand ewiger Glückseligkeit.»*

Tripura Rahasya wird für den Leser eine Art Meditationsstätte sein, die ihm immer wieder aufs neue die sonst kaum überbrückbare Kluft überwinden helfen kann, die sich unaufhörlich zwischen «metaphysischen» Theorien und dem täglichen Leben auftut.

Autobiographie und Gespräche eines Heiligen und großen Weisheitskünders unserer Zeit

Swami «Papa» Ramdas
Auf der Suche nach Gott
Gotteserfahrung

Aus dem Leben und Werk eines indischen Franziskus

Zwei Bücher in einem Band. 280 Seiten, in Leinen gebunden

ISBN 3-7157-0110-2

Swami «Papa» Ramdas ist in der westlichen Welt bis heute weitgehend unbekannt geblieben. Wie verlief jedoch das Leben und welches ist die Botschaft dieses Mannes, der neben Ramakrishna, Vivekananda, Ramana Maharshi und Anandamayi Ma zu den großen Weisheitskündern unserer Zeit zählt?

Ramdas wurde unter dem bürgerlichen Namen Vittalrao 1884 in Nordkerala geboren. Als bereits Verheirateter und im Berufsleben stehend, konnte er zu einer bestimmten Zeit dem göttlichen Ruf nicht mehr widerstehen. Im Jahre 1922 legte er seinen alten Namen ab und wurde zu Ram-das, zum Diener Rams.

Ramdas durchwanderte ganz Indien und die Himalayas, gottestrunken und mit dem mächtigen Ram-Mantra auf seinen Lippen. Gott war ihm einzige Führung und Zuflucht. Er gab ihm die Kraft, alle Nöte des Pilgerlebens zu ertragen. Durch ihn wurde er frei von Angst, Krankheit, Demütigung und Armut – er fürchtete nichts mehr.

Nach Jahren beschwerlichen Suchens und Ringens, und nachdem er spirituelle Befreiung und Gottesverwirklichung erlangt hatte, beschrieb er im Buch «Auf der Suche nach Gott» die gnadenreiche Zeit seines Erwachens, seiner Ablösung und seiner unvorstellbar weiten und ereignisreichen äußeren und inneren Pilgerfahrten.

Den zweiten Teil des vorliegenden Bandes bilden Gespräche Ramdas mit seinen Schülern. Keiner hat in diesem Jahrhundert die Macht des Namen Gottes stärker in den Mittelpunkt von Lehre und religiöser Praxis gestellt als er. Weitere Gespräche, Fragen und Antworten über das Wirken von Meistern und Heiligen, über den Weg zu Gott, über Gnade, Hingabe, Erkenntnis und Verwirklichung offenbaren die Essenz seiner Botschaft an die Suchenden.

In einer Zeit religiöser Orientierungslosigkeit und Auflösung steht der von unendlich großer Gottesliebe durchdrungene Ramdas als leuchtendes Vorbild vor uns. Wer seine einfachen, aber aufrüttelnden und kompromißlosen Worte aus der Tiefe des Wirklichen vernommen hat, kennt den Sinn des Lebens und weiß, welchen Weg er zu gehen hat. Doch bietet dieses Buch mehr als Wissen: Ramdas Worte haben, wenn man ihnen aufmerksam folgt, segnende Kraft . . .